中国医学临床百家·病例精解

首都医科大学附属北京地坛医院

中西医结合治疗感染性疾病病例精解

金荣华 ◎ 总主编

王宪波 江宇泳 ◎ 主 编

科学技术文献出版社
SCIENTIFIC AND TECHNICAL DOCUMENTATION PRESS

·北京·

图书在版编目（CIP）数据

首都医科大学附属北京地坛医院中西医结合治疗感染性疾病病例精解 / 王宪波，江宇泳主编.—北京：科学技术文献出版社，2024.3
ISBN 978-7-5235-1194-7

Ⅰ.①首… Ⅱ.①王… ②江… Ⅲ.①感染—疾病—中西医结合疗法—病案 Ⅳ.① R4

中国国家版本馆 CIP 数据核字（2024）第 053799 号

首都医科大学附属北京地坛医院中西医结合治疗感染性疾病病例精解

策划编辑：蔡　霞　　责任编辑：胡　丹　　责任校对：王瑞瑞　　责任出版：张志平

出　版　者	科学技术文献出版社
地　　　址	北京市复兴路15号　邮编 100038
编　务　部	（010）58882938，58882087（传真）
发　行　部	（010）58882868，58882870（传真）
邮　购　部	（010）58882873
官　方　网　址	www.stdp.com.cn
发　行　者	科学技术文献出版社发行　全国各地新华书店经销
印　刷　者	北京虎彩文化传播有限公司
版　　　次	2024 年 3 月第 1 版　2024 年 3 月第 1 次印刷
开　　　本	787×1092　1/16
字　　　数	162千
印　　　张	14.75
书　　　号	ISBN 978-7-5235-1194-7
定　　　价	128.00元

首都医科大学附属北京地坛医院病例精解

编委会

首都医科大学附属北京地坛医院
中西医结合治疗感染性疾病
病例精解

编委会

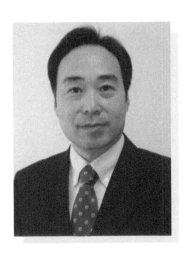

王宪波

　　首都医科大学附属北京地坛医院中西医结合中心主任，医学博士，主任医师，教授，博士研究生导师。首批全国优秀中医临床人才，第七批全国老中医药专家学术经验继承工作指导老师，首都名中医。首都劳动奖章获得者，北京市抗击新冠肺炎疫情先进个人。中国民族医药学会传染病分会会长、肝病分会副会长，中华中医药学会肝胆病分会副主任委员，中国医师协会中西医结合医师分会肝病专家委员会副主任委员。主要从事肝病、传染病临床和科研工作，发表学术论文200余篇，其中SCI收录论文90余篇，获省部级科技奖5项。

主编简介

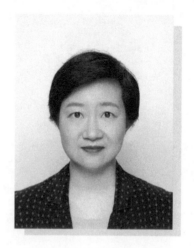

江宇泳

　　首都医科大学附属北京地坛医院中西医结合中心副主任，医学博士，主任医师，教授，硕士研究生导师。首都杏林健康卫士，首都中青年名中医，首都中医榜样人物。北京中西医结合学会传染病专业委员会主任委员，北京高层次公共卫生技术人才中西医结合肝病学科带头人。从事中西医结合诊治肝病工作30余年，在肝病合并糖脂代谢紊乱、酒精性肝病、肝纤维化、肝硬化及并发症的中西医结合诊治等方面积累了丰富经验。作为责任作者在SCI收录的期刊和国内核心期刊上发表论文68篇。

序 言

疾病诊疗过程，如同胚胎发育过程，在临床实践的动态变化中孕育、萌发、生长和长成。这一过程需要逻辑思维和临床推理，充满了趣味和挑战。临床医生必须知道如何依据基础病理生理学知识来优先选择检查项目并评估获得的信息，向患者提供安全、可靠和有效的诊疗。

患者诊疗问题的解决，一方面，离不开医生与患者面对面的沟通交流；另一方面，在以上基础上进行临床推理（涉及可清晰描述的、可识别的和可重复的若干项启发性策略），这一过程包括最初设想的形成、一种或多种假设的产生、问诊策略的进一步扩展或优化，以及适当临床技能的应用，最终找到病症所在。

以案为思，以案促诊。"首都医科大学附属北京地坛医院病例精解"丛书中的每个病例都按照病历摘要、病例分析和病例点评进行编写。读者从中可以了解到在获得病史、体格检查信息后，辅助检查项目和诊断措施在每个病例完整资料库的构建中各自所起的作用和相对的价值。弄清主诉的细节，决定哪些部位和功能需要检查，评估所得到的信息，并决定还需要做些什么。书中也有部分疑难病例给出了大量的病症确诊技术应用实例，而这些技术正是临床医生应该带入临床思维活动中并学会选择的。病例分析和病例点评呈现的是临床医生的逻辑思维与积累的临床经验的融合及应用，也包括新技术的应用和对疾病的新认知，鼓励读者在阅读每个案例后提出自己的逻辑推理，然后与编者的逻辑相比较，以便提升自己的诊疗技能，尽可能避免使用不必要的诊断措施。

　　"地坛人"与传染病和感染性疾病的斗争历经 76 载风雨，医院由单一的传染病科发展成为集防、治、保、康为一体的大型综合医院，以治疗与感染和传染相关的急、慢性疾病为鲜明特点，在临床诊疗中积累了丰富的病例资源。本丛书各分册编委会结合感染性疾病和本学科疾病谱特点，力争展现在诊疗中如何获得并处理患者信息，正确使用临床诊断技巧，得出合理、可信的诊断结论，制订诊疗计划，关注患者结局，提升患者就医体验和减轻患者疾病负担。以丛书形式出版旨在体现临床学科特点，与广大同人分享宝贵经验，拓展临床思维，提升诊疗水平，惠及更多的患者。

　　本丛书的编写凝聚了首都医科大学附属北京地坛医院专家们的智慧，得到了密切合作的兄弟医院专家们的大力支持与帮助，在此表示衷心的感谢。由于近年来工程科学与计算和信息科学进一步结合，推动了生命科学和生物技术的发展，新技术、新材料、新方法不断涌现，加之临床思维又是一个不断精进的过程，而我们也受知识所限，书中若有不足之处，诚望同人批评指正。

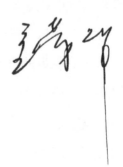

2023 年 12 月于北京

前　言

本书系"首都医科大学附属北京地坛医院病例精解"丛书中的一本分册，由中西医结合中心编撰完成。

中西医结合中心作为北京地坛医院的一支生力军，是医院优先发展的重点科室。中心成立 30 多年来，医疗—教学—科研三位一体协同发展，培养和造就了一大批传染病中西医防控专门人才，为北京乃至全国的中西医结合防治传染病事业做出卓越贡献。中西医结合中心目前是国家中医传染病重点专科、国家中医药管理局区域中医肝病诊疗中心、国家中医药管理局中医传染病重点学科、国家中医药管理局联合国家卫生健康委员会及中央军委后勤保障部卫生局重大疑难疾病中西医结合临床协作试点项目［慢性（慢加急性）肝衰竭］单位、北京市中西医结合感染性疾病研究所和北京市中西医结合肝病诊疗中心建设单位，建有国家中医药管理局感染免疫三级实验室，也是北京中医药大学预防医学教学基地。

病毒性肝炎、艾滋病等严重威胁人类健康，新发、突发传染病不断出现，新型冠状病毒感染仍处于流行阶段。无论是传统重大传染病还是新发、突发传染病，其重症的预防和诊治都面临着许多新的挑战。针对传染病重症发生发展过程中出现的"炎症损伤""免疫耗竭"病理变化，我们在传承前辈经验的基础上，应用"解毒祛邪、扶正固本"的治疗法则，往往都能取得良好疗效。本书精选了中心近年在感染性疾病诊治中的典型病例及疑难病例，传统病种主要涉及病毒性肝炎、慢加急性肝衰竭、原发性肝癌、传染性单核细胞增多症等，病例特点鲜明、重点突出，诊治过程中既有传统的中医辨证思维，又融入了我中心近年在科研方面取得的成果以及目前疾病的研究进展。

新型冠状病毒感染疫情发生后，我院作为北京市新型冠状病毒感染唯一定点收治医院，中西医结合中心全程参与新型冠状病毒感染的救治工作，始终秉持"中西医结合治疗"原则，经过一次次疫情的锤炼，研发出了"银丹解毒颗粒"并实现了成果转化，在新型冠状病毒感染重症患者的救治中充分发挥中医的特色和优势，本书通过选取我院诊治的部分重型、危重型新型冠状病毒感染病例，展现中西医结合在急、危、重症中的救治思路、方法、疗效。此外，作为国家及北京市中医传染病重点学科，中心救治病种范围不断拓宽，目前在 HIV 感染艾滋病期多重机会性感染、病毒性脑炎等方面均有建树，一并将病例在本书中呈现。书中每个病例均有详细的病例解析，每一个病例都是一个故事，我们不过多地阐述理论，重点介绍诊治过程和经验体会，突出中医对疾病的认识及诊疗思路，中学为体、西学为用。

本书通过病例解析，抽丝剥茧、层层展开，将病例的诊治过程、诊疗思路呈现给读者，旨在提高中医及中西医结合专业医生对感染性疾病，尤其是新发、突发、疑难感染性疾病的救治水平。

目　录

病例 1　急性甲戊病毒重叠感染肝炎 ……………………………………… 1

病例 2　乙肝肝硬化、肝癌合并反复腹水、腹腔感染 …………………… 6

病例 3　中西医结合治疗慢性乙型肝炎肝衰竭前期 ……………………… 14

病例 4　祛湿退黄、凉血解毒、行气利水法治疗乙肝慢加急性肝衰竭合并
　　　　肝肾综合征 ……………………………………………………… 23

病例 5　肝衰竭合并化脓性骨关节炎相关脓毒症 ………………………… 31

病例 6　慢加急性肝衰竭合并反复腹腔感染 ……………………………… 39

病例 7　乙肝相关慢加急性肝衰竭合并上消化道出血 …………………… 49

病例 8　中西医结合治疗慢加急性肝衰竭肝性脑病 ……………………… 56

病例 9　中西医结合治疗乙肝慢加急性肝衰竭 …………………………… 62

病例 10　中西医结合治疗乙肝肝癌基础细菌性腹膜炎 ………………… 70

病例 11　解毒消积，扶正固本——中药维持治疗肝癌晚期 …………… 78

病例 12　中西医结合治疗晚期肝癌合并肝衰竭 ………………………… 87

病例 13　藏在乙型肝炎肝硬化身后的先天性高胆红素血症 …………… 93

病例 14　DAAs 经治失败的丙型肝炎再治疗 …………………………… 100

病例 15　急性病毒性戊型肝炎、亚急性肝衰竭 ………………………… 105

病例 16　急性黄疸型戊型病毒性肝炎 …………………………………… 113

病例 17　慢乙肝合并急性戊肝病毒感染 ………………………………… 122

病例 18　急性乙肝、戊肝病毒重叠感染 ………………………………… 128

病例 19　活血化瘀法治疗难治性黄疸 …………………………………… 133

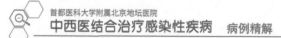

病例20 发热、咽痛合并肝损伤、EB病毒感染 141

病例21 传染性单核细胞增多症合并肝损伤 146

病例22 肝脓肿并发脓毒症 154

病例23 中西医结合治疗乙肝肝硬化合并肝脓肿 161

病例24 艾滋病合并纯红细胞再生障碍性贫血 166

病例25 艾滋病合并噬血细胞综合征 173

病例26 中西医结合分阶段辨治流行性乙型脑炎重型 181

病例27 宣肺解毒、健脾化湿治疗新型冠状病毒感染普通型 190

病例28 宣肺化痰、解毒通腑治疗新型冠状病毒感染重型 198

病例29 宣肺化湿法联合安宫牛黄丸治疗新型冠状病毒感染重型 205

病例30 中西医结合救治北京市首例新型冠状病毒感染重型 215

病例 1
急性甲戊病毒重叠感染肝炎

病历摘要

【基本信息】

患者，男性，30岁，主因"乏力、纳差1周，加重伴身目发黄4天"入院。

现病史：患者1周前因受凉后自觉乏力、纳差，伴发热、畏寒，体温最高达39.2 ℃。自行服用退热药物（具体不详），2天后体温恢复正常。4天前出现尿黄，周身皮肤发黄、目黄，伴恶心，未呕吐。就诊于外院，查血生化：ALT 237 U/L，AST 961 U/L，TBIL 138.5 μmol/L，DBIL 106.1 μmol/L，Na$^+$ 132.6 mmol/L。为求进一步诊治门诊以"肝损伤"收入院。

流行病学史：否认类似患者接触史。半年前有乙肝疫苗接种史。

无地方病或传染病疫区生活史。无冶游史。无否认输血及应用血制品史，偶尔在外就餐。

既往史：否认冠心病、高血压、糖尿病及其他重大内科疾病病史。否认药物及食物过敏史。否认外伤、手术史。

个人史及婚育史：否认吸烟史。偶尔饮酒。未婚。

【体格检查】

体温 36.5 ℃，脉搏 74 次 / 分，呼吸 20 次 / 分，血压 120/80 mmHg。神志清楚，精神不振，皮肤黏膜中度黄染，肝掌可疑，蜘蛛痣阴性。双眼巩膜中度黄染，双肺呼吸音清，心率 74 次 / 分，心律齐。腹部饱满，未触及压痛、反跳痛，肝脾肋下未触及，肝区叩击痛阴性，移动性浊音阴性。双下肢无水肿。舌红苔黄腻，脉弦数。

【辅助检查】

肝功能：ALT 1883.4 U/L，AST 1514.7 U/L，TBIL 236.2 μmol/L，DBIL 183.4 μmol/L，ALB 41.6 g/L，GGT 852.4 U/L，ALP 130.8 U/L。CRP 11.1 mg/L，AFP 21.7 ng/mL。凝血功能：PTA 102%。血常规：WBC 4.76×10^9/L，NE% 61.6%，HGB 155 g/L，PLT 192.4×10^9/L。乙肝系列：HBsAg、HBeAg、AntiHBe、AntiHBc 均阴性。甲丙丁戊肝系列：抗 HAV-IgM 阳性，抗 HEV-IgM 阳性，其余阴性。自身抗体：阴性。腹部超声：肝实质回声偏粗，胆囊体积小、壁毛糙，门静脉血流未见明显异常。超声心动图：心内结构未见明显异常，左室收缩功能良好。

【诊断及诊断依据】

西医诊断：病毒性肝炎（急性黄疸型、甲型、戊型）。

诊断依据：入院后初步诊断病毒性肝炎可能性大。考虑患者急性起病，存在乏力、消化道症状，ALT/AST 及胆红素水平升高迅速，结合病毒标志物检测结果，诊断为病毒性肝炎（急性黄疸型、甲型、戊型）。

中医诊断：黄疸，热重于湿。

中医辨证分析：湿热蕴蒸，胆汁外溢肌肤，因热为阳邪，故黄色鲜明，发热口渴，小便少色黄，是湿热之邪方盛，膀胱为邪热所扰，气化不利所致。阳明热盛则大便秘结，腑气不通，则腹部胀满，湿热蕴结，肝胆热盛，故苔黄腻，脉象弦数。四诊合参，本病病位在肝胆，病性属实。

【治疗过程】

1. 西医治疗

入院明确病情后，给予治疗措施：①抗感染保肝降酶治疗：复方甘草酸苷、水飞蓟宾胶囊、双环醇、还原型谷胱甘肽、多烯磷脂酰胆碱等力求减轻肝脏炎症，降低转氨酶水平，为肝细胞修复创造环境；②改善胆汁排泄治疗：熊去氧胆酸、腺苷蛋氨酸利胆，促进胆红素代谢。

2. 中医治疗

治法：清热解毒，健脾化湿。

方药：黄芩 15 g，栀子 10 g，陈皮 15 g，清半夏 6 g，柴胡 12 g，茯苓 15 g，白术 15 g，茵陈 30 g，金钱草 15 g，生薏米 15 g。水煎服，每日 1 剂，分 2 次服，每次 150 mL，自入院后第 6 天开始服用至出院。

【随访】

患者出院前肝功能：ALT 37.3 U/L，AST 32.9 U/L，TBIL 54.1 μmol/L，转氨酶水平已恢复正常，总胆红素水平较前明显下降，接近正常。治疗总计 19 天，最终痊愈出院。出院予以健康宣教：注意饮食卫生，及时随诊至肝功能完全正常。

病例分析

患者为青年男性，否认肝炎病史，本次急性起病，发病之初出现病毒感染的前驱症状发热，伴随乏力、纳差等急性肝炎症状、体征，实验室检查提示肝功能转氨酶上升迅速，为典型病毒性肝炎表现。化验病毒性肝炎甲型、戊型抗体阳性，提示甲型、戊型病毒重叠感染。

甲型、戊型病毒重叠感染相对少见，重叠感染的患者肝脏炎症损伤程度往往更重。本例患者为青年男性，但自疾病前驱期起临床症状就较重，转氨酶及胆红素水平显著高于正常，临床表现较单纯甲型及戊型肝炎病毒感染者为重，符合疾病特点。甲型病毒性肝炎患者肝损伤往往以转氨酶水平升高为主，高胆红素者所占比例较少；而戊型病毒性肝炎患者的肝损伤则常见淤胆表现，相对较重。本例患者即表现出两种病毒重叠感染的组织损伤特点，疾病初期转氨酶水平上升快，随着病程进展，患者胆红素水平持续较高，既存在肝细胞急性炎症损伤表现，又呈现胆汁淤积的特征，符合典型甲型、戊型病毒重叠感染的特点。治疗过程中在炎症初期阶段进行了有效的保肝抗感染治疗，针对淤胆阶段进行了腺苷蛋氨酸及熊去氧胆酸的利胆治疗，最终取得了满意的治疗效果。

中医方面，患者黄疸起病急、病程短，以目黄、身黄、尿黄、发热、纳差为主要表现，舌红苔黄腻，脉弦数，属于典型的肝胆湿热证表现。治疗以清理湿热、利胆退黄为主，稍加和胃药物，以达到邪去正安的目的。

王宪波教授病例点评

本病例起病过程为典型急性嗜肝病毒感染表现：前驱期发热、畏寒，乏力、纳差，黄疸等。肝功能转氨酶水平上升很快，ALT 高于 2000 U/L，入院后拟诊急性病毒性肝炎，经化验甲型、戊型肝炎病毒抗体 IgM 阳性，诊断有了明确佐证。患者年纪较轻，但黄疸指标相对较高，且恢复较慢，结合戊型肝炎病毒感染特点分析，考虑存在淤胆因素。病毒重叠感染易于加重病情，延长住院时间，增加并发症。本病例经中西医结合抗感染保肝利胆等综合治疗后，未出现并发症及合并症，肝功能逐渐改善，住院时间不是很长，恢复较满意。中草药在肝炎急性期治疗及防止疾病重症化中发挥的作用值得更进一步关注。甲型和戊型肝炎都以粪－口为主要传播途径。该病例警示我们：注意饮食卫生，谨防病从口入。

【参考文献】

1. WALKER C M. Adaptive immune responses in hepatitis A virus and hepatitis E virus infections. Cold Spring Harb Perspect Med，2019，9（9）：a033472.

（杨莉　周桂琴　整理）

病例 2
乙肝肝硬化、肝癌合并反复腹水、腹腔感染

病历摘要

【基本信息】

患者，男性，70岁，主因"发现HBsAg阳性30年余，反复腹胀2年余，发现肝内结节3月余"入院。

现病史：患者30年前体检发现HBsAg阳性，肝功能异常（转氨酶100 U/L左右），乙肝病毒定量阳性，当地医院给予拉米夫定抗病毒治疗及口服保肝药物治疗（具体不详），1个月后复查肝功能正常，乙肝病毒定量阴性，患者自行停药，之后未规律诊治。2年前因腹胀于当地医院就诊，查肝功能基本正常，腹部超声提示肝硬化、肝脏多发结节、肝囊肿、腹水，肝门静脉高压血流改变；胃镜示食管静脉曲张、浅表性胃炎、十二指肠球炎；腹部CT示肝硬化伴脾

大、腹水、门静脉高压，肝多发囊肿。予以恩替卡韦抗病毒及保肝、利尿等治疗后好转出院。此后反复因肝硬化腹水于当地医院住院治疗。2018 年 3 月 13 日因肝硬化腹水于我院治疗，查腹部增强 MRI 提示肝硬化、再生结节形成可能性大；脾大、食管胃底静脉曲张、门静脉主干及左右支部分栓塞，腹水。予以抗病毒、抗感染、保肝、利尿等治疗后好转出院。此后反复因肝硬化腹水于我院住院治疗。3 个多月前（2019 年 7 月）于我科住院期间复查腹部增强 MRI 提示肝 S5 边缘异常强化小结节，较前新出现，考虑恶性可能性大，建议密切随诊。为求进一步系统诊疗，门诊以"肝内结节、乙肝肝硬化"收入院。

既往史：否认冠心病、高血压、糖尿病等病史。

个人史：否认长期大量饮酒史。

【体格检查】

体温 36.2 ℃，脉搏 78 次 / 分，呼吸 20 次 / 分，血压 115/85 mmHg。神志清楚，肝病面容，查体合作，双侧巩膜及全身皮肤黏膜颜色正常，无黄染，肝掌阳性，蜘蛛痣阳性。双肺呼吸音清，无干湿啰音，心律齐，未闻及病理性杂音。腹部饱满，全腹未触及压痛、反跳痛，肝、脾、胆囊未触及，Murphy 征阴性，麦氏点无压痛，双侧输尿管无压痛，肝区叩痛阴性。移动性浊音可疑阳性，双下肢无水肿。生理反射存在，病理反射未引出。舌质暗，苔少，脉弦细数。

【辅助检查】

全血细胞分析：WBC 5.99×10^9/L，NE% 79.33%，NE 4.75×10^9/L，HGB 118.4 g/L，RBC 3.69×10^{12}/L，PLT 175.3×10^9/L。生化全项：K^+ 3.87 mmol/L，Na^+ 134.1 mmol/L，Cl^- 97.5 mmol/L，Ca^{2+} 2.10 mmol/L，UREA 6.64 mmol/L，CREA 73.3 μmol/L，URCA 438.0 μmol/L，ALT

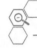

10.7 U/L，AST 19.0 U/L，TBIL 13.5 μmol/L，DBIL 7.4 μmol/L，ALB 32.8 g/L，GGT 54.9 U/L，ALP 98.5 U/L，CHE 2550 U/L，CRP 18.8 mg/L，eGFR 90 mL（min · 1.73 m^2）。凝血六项：PTA 75.00%，INR 1.31，D- 二聚体 19.36 mg/L。甲功全项：AntiTg 6.30 IU/mL。乙肝五项：HBsAg ＞ 250.00 IU/mL，HBeAg 1.68 S/CO，AntiHBc 9.55 S/CO。特种蛋白：IgG 23.60 g/L，C3 0.66 g/L，RF 24 IU/mL。TORCH 检查系列八项：RV-IgG ＞ 500.00 IU/mL，CMV-IgG ＞ 500.00 IU/mL，HSV-Ⅱ-IgG 3.80 COI。PCT 0.05 ng/mL。EB 病毒抗体 IgM、丙肝病毒抗体、甲丁戊肝系列、自身免疫性肝病抗体检测均为阴性。CA72-4、糖化血红蛋白未见异常。

治疗过程中腹水检查结果动态变化见表 2-1。

表 2-1　腹水常规

项目	日期		
	11 月 4 日	11 月 9 日	11 月 12 日
腹水外观	淡黄色	淡黄色	淡黄色
透明度	微混	微混	微混
比重	1.010	1.028	1.028
李凡他试验	弱阳性	阴性	阴性
总细胞（个 / μL）	1357	1605	1007
白细胞（个 / μL）	457	405	307
单核（%）	90	93	90
多核（%）	10	7	10

【诊断及诊断依据】

西医诊断：原发性肝癌、乙型肝炎肝硬化活动性失代偿期、腹水、腹腔感染、脾大、食管胃底静脉曲张、门静脉高压、低蛋白血症、脾功能亢进。

诊断依据：患者为老年男性，隐匿起病，病程长。发现 HBsAg 阳性多年。查体：皮肤、巩膜无黄染，腹部饱满，全腹未触及明显压痛、反跳痛，移动性浊音阳性，双下肢无水肿。既往化验示肝功能反复异常，影像学提示肝硬化、腹水、门静脉栓塞、门静脉高压，胃镜提示食管胃底静脉曲张。曾服用拉米夫定抗病毒治疗，之后患者自行停药，近期再次加用恩替卡韦抗病毒治疗，结合病史，考虑乙型肝炎肝硬化活动性失代偿期、腹水、脾大、食管胃底静脉曲张、门静脉高压诊断明确。患者近期腹胀加重，偶有腹痛，伴有大便不成形，入院后完善腹腔穿刺化验腹水常规提示腹水白细胞显著升高，腹腔感染诊断明确。患者血 ALB ＜ 35 g/L，低蛋白血症诊断成立。患者既往于我院复查腹部 MRI 提示肝内结节，入院后，再次复查腹部增强 MRI，并行肝动脉造影，均支持原发性肝癌诊断。

中医诊断：臌胀，气阴两虚。

中医辨证分析：患者臌胀病久，耗气伤阴，形体羸弱，形销骨立，气虚则见疲乏、纳差，阴虚则见口干、心烦，眠差，时有牙龈出血。舌质暗，苔少，脉弦细数，亦为气阴两虚的表现，同时有血瘀水停。

【治疗经过】

1. 西医治疗

（1）一般支持治疗。清淡饮食，记录 24 小时尿量，测体重，密切监测病情、意识状态、生命体征及肝肾功能指标等变化，纠正电解质酸碱失衡，补充白蛋白治疗低蛋白血症，口服恩替卡韦抗病毒。

（2）并发症治疗。①腹水：控制感染，去除诱因，间断腹腔穿刺放腹水，口服螺内酯、呋塞米利尿消肿；②控制感染：患者入院后完善腹腔穿刺明确存在腹腔感染，给予头孢米诺抗感染，腹水白细胞数逐渐下降，抗感染有效；③抗肿瘤：患者入院完善腹部增强 MRI 及胸部增强 CT 后，于 11 月 14 日行肝动脉造影、肝动脉化疗栓塞术，此时建议患者加强保肝利尿后再次评估消融治疗指征，患者拒绝，表示 2 个月后复查时再评估消融治疗指征。

2. 中医治疗

治法：益气养阴利水。

方药：生黄芪 30 g，党参 15 g，茯苓 15 g，猪苓 15 g，北沙参 30 g，麦冬 15 g，盐车前子 30 g，白茅根 30 g，陈皮 15 g，益母草 15 g，泽兰 15 g，泽泻 15 g，藿香（后下）6 g，薄荷（后下）6 g。

患者服用上方 14 剂后，腹胀、乏力、纳差症状减轻。肝内结节经肝动脉造影确诊为原发性肝癌，考虑肝积。治以扶正解毒、消积利水，拟方如下：党参 15 g，黄芪 20 g，炒白术 15 g，茯苓 15 g，北沙参 15 g，麦冬 15 g，熟地 15 g，七叶一枝花 10 g，莪术 10 g，法半夏 9 g，藿香 6 g，泽泻 12 g，猪苓 12 g，桂枝 3 g，薄荷 3 g。

服用上方 14 剂后，腹胀、乏力、纳差症状进一步减轻，一般情况较前好转，腹部彩超提示腹腔内积液明显减少。患者舌略红，减桂枝后，继服 14 剂，腹水消退。

此后患者反复因肝癌于我科住院行局部治疗，未再出现反复大量腹水的情况。病情稳定，继续扶正解毒消积以治疗肝积，拟方如下：党参 15 g，黄芪 15 g，炒白术 15 g，茯苓 15 g，北沙参 15 g，麦冬 15 g，当归 15 g，熟地 15 g，七叶一枝花 10 g，莪术 10 g，法半夏 9 g。

经治疗患者腹胀明显缓解，腹水消退。患者体温正常，无明显不适症状，食欲可，睡眠尚可，大小便未见明显异常。查体：神志清楚，精神可，皮肤、巩膜无黄染，腹部无压痛及反跳痛，肝区无叩击痛，移动性浊音阴性，双下肢无水肿。

【随访】

此次治疗后，患者多次因肝癌行局部治疗反复于我病区住院，腹水控制较好，未再出现此前反复大量腹水及腹腔感染的情况。

病例分析

患者发现 HBsAg 阳性 30 年余，近 2 年反复出现腹水、腹腔感染等失代偿期肝硬化的临床表现，既往胃镜检查提示存在食管胃底静脉曲张，多次腹部影像学检查均提示肝硬化、门静脉高压、门静脉栓塞、腹水等，支持肝硬化失代偿期的诊断。

腹水是失代偿期肝硬化患者常见且严重的并发症之一，也是肝硬化自然病程进展的重要标志，一旦出现腹水，1 年病死率约为 15%，5 年病死率为 44%～85%。

肝硬化腹水的治疗目标：腹水消失或基本控制，改善临床症状，提高生活质量，延长生存时间。一线治疗：①病因治疗；②合理限盐（4～6 g/d）及应用利尿药物 [螺内酯和（或）呋塞米]；③避免应用肾毒性药物。二线治疗：①合理应用缩血管活性药物和其他利尿药物，如特利加压素、盐酸米多君及托伐普坦等；②大量放腹水及补充人血清白蛋白；③经颈静脉肝内门体静脉分流术；④停用非甾体抗炎药及扩血管活性药物，如血管紧张素转换酶抑制剂（angiotensin converting enzyme inhibitor，ACEI）、血管紧张素受体拮抗剂（angiotensin receptor blocker，ARB）等。三线治疗：①肝移植；②腹水浓缩回输或肾脏替代治疗；③腹腔 α - 引流泵或腹腔 – 静脉（Denver 管）分流术。

患者存在乙肝肝硬化基础，合并反复腹水、腹腔感染，治疗上

笔记

11

采取的策略是合理限盐、口服利尿剂、间断腹腔穿刺、静脉输注人血清白蛋白。

臌胀的辨证，根据病机，分清气滞、血瘀、湿热和寒湿的偏盛，分别采用理气祛湿、行气活血、健脾利水等治法，必要时亦可暂时用峻剂逐水。病程日久，或素体虚弱，病机可出现脾肾阳虚或肝肾阴虚，治宜健脾温肾和滋养肝肾。臌胀的病机为本虚标实，虚实夹杂，治疗需注意攻补兼施，补虚不忘实，泄实不忘虚。

臌胀、肝积，病久耗气伤阴，气阴必虚，其人柴瘦，形销骨立，可见头晕耳鸣，咽干口燥，腰膝酸软，失眠健忘，五心烦热，神疲乏力，气短懒言，甚则动即心悸汗出，大便溏薄，舌质淡胖或暗，脉弦细。治宜益气养阴利水，临床上常用我院协定处方益气养阴利水方加减，常以黄芪、党参补气，茯苓、白术健脾利湿，北沙参、麦冬滋阴而不腻，泽泻、猪苓、车前子利水渗湿使邪从小便出。全方扶正以利水，利水不伤正。

📋 江宇泳教授病例点评

本病例的难点在于大量腹水及腹腔感染反复出现，对患者的生活质量造成严重影响。在反复进行大量放腹水、利尿、抗感染治疗后，患者治疗应答逐渐下降，长期使用利尿剂可能会影响到患者肾功能，大量腹水有引发肝肾综合征的风险，因此有效控制腹水、减少利尿剂的使用是本例患者治疗中需综合考虑的问题。在内科综合治疗的基础上，对其进行辨证论治，给予中药益气养阴利水，标本兼治，增效减毒，达到缓解腹胀、消除腹水，并长期稳定此并发症的目的。

【参考文献】

1. PLANAS R，MONTOLIU S，BALLESTE B，et al. Natural history of patients hospitalized for management of cirrhotic ascites. Clin Gastroenterol Hepatol，2006，4（11）：1385- 1394.

2. KRAG A，BENDTSEN F，HENRIKSEN J H，et al. Low cardiac output predicts development of hepatorenal syndrome and survival in patients with cirrhosis and ascites. Gut，2010，59（1）：105- 110.

3. 中华医学会肝病学分会. 肝硬化腹水及相关并发症的诊疗指南. 传染病信息，2017，30（5）：前插 1- 前插 17.

4. 张伯臾，董建华，周仲瑛. 中医内科学. 上海：上海科学技术出版社，1985：192-197.

（孙乐　于浩　整理）

病例 3
中西医结合治疗慢性乙型肝炎肝衰竭前期

病历摘要

【基本信息】

患者，男性，34岁，主因"发现HBsAg阳性20年，间断乏力、尿黄3年，加重1周"入院。

现病史：患者20年前体检时发现HBsAg阳性，当时无特殊不适，后未规律复查。3年前无明显诱因自觉乏力、尿黄，化验肝功能异常（具体不详），开始恩替卡韦抗病毒治疗及保肝治疗，后肝功能恢复正常。患者服用恩替卡韦1年后自行停用。1周前患者无明显诱因再次自觉体力下降、伴有尿色深黄如浓茶水样；食欲下降，进食量较前减少，伴有恶心，间断呕吐胃内容物；无畏寒、寒战、腹痛、腹泻、胸闷、心悸等不适。于我院门诊化验肝功能：ALT 1883.4 U/L，

AST 1514.7 U/L，TBIL 236.2 μmol/L，DBIL 183.4 μmol/L，ALB 42.6 g/L，GLO 32.4 g/L，GGT 222 U/L，ALP 209.4 U/L，CHE 5950 U/L，PTA 66%。为求进一步诊治，门诊以"慢性乙型病毒性肝炎"收入院。

家族史：患者母亲患有肝癌、乙肝肝硬化，已去世。

既往史：高血压 3 年余，血压最高 160/110 mmHg，未规律服用降压药物。否认冠心病、糖尿病及其他重大内科疾病病史。否认输血史及应用血制品史，否认药物及食物过敏史。2 年前因颈椎病行手术治疗。

个人史：吸烟史 10 年，平均每日半包纸烟，偶尔在外就餐。余无特殊。

【体格检查】

体温 36.8 ℃，脉搏 111 次/分，呼吸 20 次/分，血压 161/112 mmHg，身高 176 cm，体重 110 kg，BMI 35.5 kg/m²。神志清楚，精神不振，肝病面容，周身皮肤黏膜重度黄染，肝掌可疑，蜘蛛痣阴性。双眼巩膜重度黄染，双肺呼吸音清，心率 111 次/分，心律齐。腹部饱满，未触及压痛、反跳痛，肝脾肋下未触及，肝区叩击痛阴性。移动性浊音阴性，双下肢无水肿。舌苔厚微黄，脉濡缓。

【辅助检查】

肝肾功能及电解质：ALT 1883.4 U/L，AST 1514.7 U/L，TBIL 236.2 μmol/L，DBIL 183.4 μmol/L，ALB 42.6 g/L，GLO 32.4 g/L，GGT 222.0 U/L，ALP 209.4 U/L，CHE 5950 U/L，K^+ 3.99 mmol/L，Na^+ 139.8 mmol/L，eGFR 112.3 mL/(min · 1.73 m²)。AFP 130.74 ng/mL。凝血功能：PTA 66%。血常规：WBC 9.15×10^9/L，NE% 62.3%，HGB 165 g/L，PLT 172×10^9/L。乙肝系列：HBsAg 21.71 IU/mL，

HBeAg 452.63 S/CO，AntiHBe 6.09 S/CO，AntiHBc 9.34 S/CO。HBV-DNA 定量 1.18×10^6 IU/mL。甲丙丁戊肝系列（－）。EB-IgM 阴性，CMV-IgM 阴性。特种蛋白：IgG 15 g/L，IgA 2.21 g/L，IgM 1.7 g/L。

腹部超声：肝弥漫性病变伴脂肪变，脾大；肝内多发高回声；胆囊壁毛糙，门静脉血流未见明显异常。超声心动图：室间隔增厚。胸部 CT 平扫：右肺中叶肉芽肿结节可能性大，建议定期随诊；左肺下叶少许条索影，左侧肋胸膜肥厚，脂肪肝，下颈部椎体术后改变。头颅 MRI 平扫：颅内未见明显异常，双侧上颌窦囊肿。上腹部 MRI（平扫＋增强）：肝尾状叶增大，肝实质弥漫性病变，肝脏炎性改变可能性大；肝 S5 一过性强化结节灶，建议随诊观察；肝囊肿，左肾囊肿。

【诊断及诊断依据】

西医诊断：慢性乙型病毒性肝炎、代谢性脂肪性肝炎、高血压 3 级（很高危）、肝囊肿、左肾囊肿、双侧上颌窦囊肿。

诊断依据：患者既往 HBsAg（＋）病史时间较长，曾诊断为慢性乙型肝炎并进行核苷类似物抗病毒治疗。患者停抗病毒治疗药后，本次就诊存在严重乏力、消化道症状，ALT/AST 水平显著高于正常，TBIL 最高升至 236.2 μmol/L，INR ＜ 1.5，HBsAg（＋），HBeAg（－），HBV-DNA 定量 1.18×10^6 IU/mL，肝脏炎症损伤明显，乙肝病毒活跃复制，排除重叠感染，诊断 HBeAg（－）慢性乙型病毒性肝炎成立。患者体型肥胖，BMI 35.5 kg/m²，存在高血压等代谢综合征表现，同时伴有肝细胞炎症损伤，脂肪性肝炎诊断成立。根据既往病史及入院后影像学检查结果，诊断高血压 3 级、肝囊肿、左肾囊肿、双侧上颌窦囊肿成立。

中医诊断：黄疸，肝胆湿热。

中医辨证分析：患者疫毒之邪，致病迅速，毒热熏灼肝胆，故起病急骤，黄疸迅速加深，色黄如金，属中医"黄疸"范畴。患者热象不明显，舌苔厚微黄，脉濡缓，考虑湿重于热。湿热蕴阻中焦，熏蒸肝胆，致胆汁外溢，故身目皆黄。湿热下注膀胱，故见尿黄。脾为湿困，运化失司，故见纳呆，呕恶。

【治疗过程】

1. 西医治疗

入院明确病情后，给予治疗措施：复方甘草酸苷、水飞蓟宾胶囊、双环醇等力求减轻肝脏炎症，熊去氧胆酸促进胆汁排泄，为肝细胞修复创造环境；恩替卡韦抗病毒。治疗2周后复测HBV-DNA定量 1.099×10^3 IU/mL，DNA序列测定：rtL180 M耐药变异位点阳性。给予联合富马酸替诺福韦二吡呋酯抗病毒治疗，硝苯地平控释片联合缬沙坦氨氯地平片降压治疗，每日适量静脉补充葡萄糖、维生素，必要时对症治疗呕吐、失眠等。

2. 中医治疗

一诊治法：清热化湿，健脾益气。

方药：茵陈30 g，垂盆草30 g，金钱草30 g，木香15 g，白术15 g，茯苓15 g，陈皮10 g，青皮10 g，升麻15 g，白芍15 g，炙甘草10 g，焦三仙45 g。7剂，水煎服，日1剂。

二诊：1周后患者黄疸减轻，乏力、纳差症状缓解。继续服用上方。

三诊：2周后患者乏力、纳差症状消失，黄疸基本消退。入院3周后肝功能：ALT 8.6 U/L，AST 23.3 U/L，TBIL 46.1 μmol/L，转氨酶水平已恢复正常，总胆红素水平较前明显下降，患者病情好转出院。治疗过程肝功能指标改善情况见图3-1、图3-2。

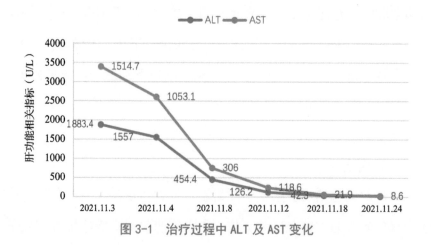

图 3-1 治疗过程中 ALT 及 AST 变化

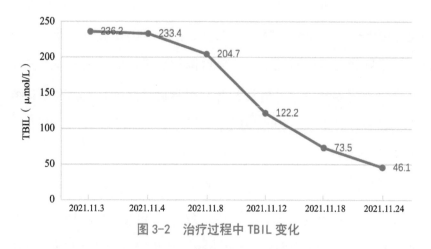

图 3-2 治疗过程中 TBIL 变化

【随访】

出院后患者继续乙肝抗病毒治疗，密切随访。2021 年 12 月 8 日复查肝功能 TBIL 29.6 μmol/L，2022 年 1 月 18 日复查肝功能 TBIL 11.2 μmol/L，HBV-DNA 定量 TND，肝功能改善情况及乙肝病毒控制情况均较满意。腹部超声检查无新发现。出院前患者进行了外周血基于 ctDNA 液体活检技术的肝癌早筛检测，追踪早筛结果阴性。此外，患者体型肥胖，BMI 35.5 kg/m^2，我们有针对性地给予健康宣教，促进其生活方式的改善。

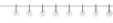

病例分析

　　患者为青年男性，既往慢性乙型病毒性肝炎病史明确，存在乙肝家族聚集现象。3 年前曾因肝脏炎症活动加用恩替卡韦抗病毒治疗 1 年，后自行停用。根据 HBV 感染的自然史分析，患者此前已经进入乙肝免疫清除期。本次入院后化验 HBsAg（＋）、HBeAg（－）、HBV-DNA 定量 1.18×10^6 IU/mL，排除重叠感染，考虑乙肝再活动，且根据患者临床症状、转氨酶及胆红素水平、INR ＜ 1.5，符合 2018 年版肝衰竭诊疗指南中肝衰竭前期的特征。如不能得到有效治疗，在较强的机体免疫清除反应作用下，一场大战在所难免：肝细胞炎症坏死加剧，肝衰竭的险恶预后就在前方。

　　如何让这即将达到高潮的一场大战罢兵息武呢？首先，患者已经出现较严重的肝脏炎症损伤，存在乙肝抗病毒治疗的强适应证，应选择有力的止战法宝：一线强效低耐药抗病毒药物。故入院后我们积极启动了抗病毒治疗药物恩替卡韦，辅之以包括甘草甜素类药物在内的保肝抗感染药物。其次，中草药也发挥了调和双方、加强自身的功效：清肝化湿，健脾益气。既提高了自身的作战能力，又能很好地应对来犯之敌。此外，注意清理战场外围，避免意外：患者肥胖，有未及时评估及有效控制的高血压，随时可能为大战增加变数。应用有效的降压措施，规律监测血压是必不可少的。

　　经过以上精心安排的预防处理措施，一场本可能出现的疾风暴雨变成了和风细雨——患者在入院 2 周内就取得了满意的疗效：转氨酶接近正常，总胆红素水平直线下降，临床症状基本消失，HBV-DNA 定量自 1.18×10^6 IU/mL 下降至 1.099×10^3 IU/mL，抗病毒治疗效果好。

那么我们是不是就大获全胜，可以高枕无忧了呢？实则不然。

（1）患者此前抗病毒药物不适当的停药为后续治疗埋下了隐患：DNA序列测定rtL180 M耐药变异位点阳性，为长远计，抗病毒治疗方案调整为恩替卡韦 + 富马酸替诺福韦二吡呋酯。

（2）患者直系亲属（母亲）因肝癌去世，患者本人反复肝功能异常，乙肝病毒活跃，存在明确的多重肝癌高危因素。虽然本次腹部影像学检查不支持肝癌，肝功能恢复也较顺利，但今后的复查该如何规划？有无更有效的肝癌早筛手段可以为此患者提供？在出院前，我们为患者进行了外周血基于ctDNA液体活检技术的肝癌早筛检测，并于此后的随访中得知结果为阴性。

（3）可能要部分归咎于现代生活水平的提高和生活方式的改变，患者出现了现代社会很普遍的一个疾病：肥胖（BMI 35.5 kg/m^2，超标严重）。鉴于肥胖将成为患者今后多种疾病的高危因素，我们为患者宣教并制订了每日热量摄入和运动量的大体计划，希望他在今后的生活中把这个隐患逐步去除。

王宪波教授病例点评

本病例粗看无奇，细究有味：患者乙肝系母婴传播，母亲因肝癌去世，患者此前已出现过乙肝免疫清除，但未坚持抗病毒治疗，本次再度发病，属于典型的慢性乙型肝炎的患病、发病经过。看似平常却埋有隐患：本次肝脏炎症损伤重，临床表现及实验室检查指标符合肝衰竭前期特点，稍不注意将滑向肝衰竭的深渊，前方阴云密布，过强的机体免疫引发的炎症因子风暴带来的大决战能否避免？从结果看，治疗效果不错，患者恢复比较顺利，弭兵止戈，化干戈为玉帛了。细加回顾，也有值得评述之处。

（1）慢性乙型病毒性肝炎的抗病毒治疗理念已然深入人心，但对如本例有核苷类似物抗病毒治疗史的患者及有肝硬化肝癌高危险因素的患者，应有足够意识进行乙肝病毒耐药基因检测来指导药物选择。参考肝衰竭指南中对于患者HBV-DNA清除速度的要求，尽快降低本例患者病毒载量并防止反弹的治疗措施对于避免肝衰竭的结局可谓未雨绸缪。

（2）本例患者起病急骤，黄疸迅速加深，但热象不显，考虑湿重于热。疏泄不利，脾运不健，以致病症渐重。经茵陈五苓散加减，中西医结合治疗后逐步痊愈。中草药在慢性乙型病毒性肝炎治疗及防止疾病重症化中发挥的作用值得更进一步关注。

（3）对于慢病的治疗理念当属防治结合，在治疗初步结束后，指导患者预防疾病危险因素，及时复查、筛查就显得尤为重要。应利用我们传统的和现代的各种科学手段帮助患者积极防病，对肝癌高危患者的早期筛查就属于此列。根据患者自身特点制定个性化随访项目，密切随访，以期全功。

【参考文献】

1. MAIMONE S，CACAMO G，SQUADRITO G，et al. A combination of different diagnosis tools allows identification of inactive hepatitis B virus carriers at a single time point evaluation. Liver Int，2017，37（3）：362-368.

2. WU T，LI J，SHAO L，et al. Development of diagnostic criteria and a prognostic score for hepatitis B virus-related acute-on-chronic liver failure. Gut，2018，67（12）：2181-2191.

3. ZHANG Q，LI Y，HAN T，et al. Comparison of current diagnostic criteria for acute-on-chronic liver failure. PLoS One，2015，10（3）：e0122158.

4. LENAERTS L，TUVERI S，JATSENKO T，et al. Detection of incipient tumours by sereening of circulating plasma DNA：hype or hope？ Acta Clin Belg，2020，75（1）：9-18.

（刘龙 王晓静 整理）

病例 4
祛湿退黄、凉血解毒、行气利水法治疗乙肝慢加急性肝衰竭合并肝肾综合征

病历摘要

【基本信息】

患者，男性，35岁，主因"发现HBsAg阳性11年，乏力、纳差、腹胀、尿黄1周"入院。

现病史：患者2003年体检时发现HBsAg阳性，化验肝功能轻度异常，HBV-DNA阳性，开始拉米夫定抗病毒治疗，治疗过程中时有药物漏服，2005年复查HBV-DNA较前升高，考虑拉米夫定耐药，换用阿德福韦酯抗病毒治疗，此后间断复查HBV-DNA始终未低于检测值下限，并间断有转氨酶轻度升高。2013年8月患者自行停用阿德福韦酯，入院前1周患者出现乏力、食欲不振、上腹胀、尿色深黄如浓茶水样，后症状逐渐进展，出现身、目、皮肤黄染，神疲

23

乏力，食欲减退，时有恶心，上腹部胀满不适，小便色如浓茶水样，尿量偏少，大便正常。为进一步诊治入我院。

既往史：否认高血压、冠心病、糖尿病病史，否认食物、药物过敏史，否认手术、外伤史。

个人史：吸烟 30 余年，每日约 40 支；既往大量饮酒 5 年，每日 42° 白酒约 500 mL，已严格戒酒 10 年。

【体格检查】

体温 37.3 ℃，脉搏 107 次 / 分，呼吸 20 次 / 分，血压 125/75 mmHg。神志清楚，肝病面容，查体合作，全身皮肤黏膜中度黄染，肝掌阳性，蜘蛛痣可疑，静脉穿刺处可见瘀斑。双肺叩诊呈清音，双肺呼吸音清，未闻及干湿啰音及胸膜摩擦音。心律齐，腹部饱满，全腹无压痛及反跳痛，肝、脾、胆囊未触及，Murphy 征阴性，麦氏点无压痛，双侧输尿管无压痛，肝区叩痛阴性。移动性浊音阳性。扑翼样震颤阴性。舌红，苔黄腻，脉弦数。

【辅助检查】

血常规：WBC 7.34×10^9/L，NE 5.69×10^9/L，NE% 77.61%，RBC 4.21×10^{12}/L，HGB 141.00 g/L，PLT 111.00×10^9/L。血生化：ALT 151.1 U/L，AST 113.8 U/L，TBIL 377.6 µmol/L，DBIL 268.5 µmol/L，ALB 25.8 g/L，K^+ 3.86 mmol/L，Na^+ 131.70 mmol/L，BUN 3.47 mmol/L，CREA 69.30 µmol/L，PTA 15.80%，NH_3 30.10 µmol/L。乙肝系列：HBsAg（＋），HBeAg（＋），HBcAb（＋），HBV-DNA 1.09×10^5 IU/mL。腹部超声：肝硬化，胆囊壁厚、毛糙、双边，脾大，腹水，门静脉高压。心电图：窦性心动过速、QT 间期延长。胸部 X 线：双侧膈肌升高，双下肺膨胀不全。

【诊断及诊断依据】

西医诊断：慢加急性肝衰竭（A 型、晚期）、乙型肝炎肝硬化失代偿期、腹水、低蛋白血症、酒精性肝硬化不除外、低钠血症、窦性心动过速。

诊断依据：患者为青年男性，既往发现 HBsAg 阳性 11 年，且有大量饮酒史 5 年，有明确的慢性肝病基础，此次急性起病，诱因考虑与停用抗病毒药物后乙肝病毒再复制有关，出现黄疸迅速加深、凝血功能障碍等肝衰竭表现，入院时合并腹水、电解质紊乱、低蛋白血症，化验 TBIL ≥ 10 倍正常值上限，PTA ≤ 40%，诊断慢加急性肝衰竭明确。患者在慢性非肝硬化肝病基础上发生慢加急性肝衰竭，因此诊断为 A 型，入院时 PTA ≤ 20%，并有腹水等并发症，考虑肝衰竭晚期。患者慢性乙型病毒性肝炎基础，入院后彩超提示肝硬化，门静脉高压，合并腹水，诊断失代偿期肝硬化明确。患者既往有长期大量饮酒史，不排除有酒精性肝病存在。

中医诊断：急黄，臌胀，湿热蕴结，脾虚水停。

中医辨证分析：患者感染疫毒之邪日久，且既往酒毒损伤脾胃，素体脾气虚弱，此次疫毒复发，侵犯机体，内阻中焦，熏蒸肝胆，致使肝失疏泄，胆汁外溢，身目发黄、湿热邪毒阻滞中焦，气机升降失调，脾胃受伤，土壅木郁，致肝失调达、肝脾两伤，脾失健运，清浊不分，水湿聚于腹中、湿热毒邪炽盛，灼伤血络，可见肌肤瘀斑，重者可进一步迫入营血，逆传心包，肝风内动，可出现神昏、抽搐，或见吐血、衄血、便血等。湿热疫毒易致湿热久羁，毒瘀胶着，阻碍气机：一则使阴血亏虚，水道滞涩，流行不畅；二则使气机疏泄不利；三则使三焦水道不利，毒邪无从下泄，壅积体内致关格之变证。正气不足、脾气虚弱，是本病起病之前提，正所谓"邪

笔记

之所凑，其气必虚"，湿热疫毒是本病的主要外因，毒瘀与正虚交织是病机特点，疫毒久留、气滞血瘀水停，痰瘀互结，病及肝脾肾。损伤肝络，最终可导致肝阴枯竭、肝阳衰微。

【治疗经过】

1. 西医治疗

入院后给予拉米夫定联合阿德福韦酯抗病毒治疗，积极保肝、退黄治疗，输注血浆、白蛋白等支持治疗，患者腹水大量，给予呋塞米、螺内酯利尿治疗，间断放腹水缓解腹胀症状。

治疗期间患者出现反应迟钝，考虑肝性脑病，给予门冬氨酸鸟氨酸脱氨治疗后好转。入院 1 周后复查肝功能：ALT 23.2 U/L，AST 74.2 U/L，TBIL 583.9 μmol/L，DBIL 394.6 μmol/L，ALB 31.4 g/L，CHE 3683 U/L，TBA 283.4 μmol/L；凝血功能：PTA 19.80%；肾功能、电解质：Na^+ 123.7 mmol/L，Cl^- 88.5 mmol/L，BUN 6.21 mmol/L，CREA 81 μmol/L。入院 12 天后患者开始出现尿量逐渐减少，复查 AST 67.5 U/L，TBIL 492.6 μmol/L，DBIL 356.3 μmol/L，ALB 29.3 g/L，Na^+ 121.5 mmol/L，Cl^- 88.5 mmol/L，BUN 9.77 mmol/L，CREA 139 μmol/L，NH_3 12.0 μmol/L。出现严重低钠血症，肌酐上升，减少利尿剂用量。入院 14 天时尿量减少至 180 mL/d，复查 Na^+ 120.0 mmol/L，Cl^- 83.8 mmol/L，BUN 13.30 mmol/L，CREA 255 μmol/L，考虑肝肾综合征 I 型，停用利尿剂，予以人血清白蛋白 80 g 静脉滴注，生理盐水 2000 mL 扩容，并给予特利加压素 3 mg/d，持续 24 小时泵入，经治疗 24 小时尿量 3900 mL。继续给予特利加压素 1～2 mg/d，人血清白蛋白 20～40 g/d，持续 3 天，同时静脉滴注高张氯化钠纠正低钠血症。入院 18 天复查 ALT 18.1 U/L，AST 54.4 U/L，TBIL 486.4 μmol/L，DBIL 336.5 μmol/L，ALB 37.9 g/L，

Na$^+$ 127.2 mmol/L，Cl$^-$ 90.8 mmol/L，BUN 10.34 mmol/L，CREA 89 μmol/L，PTA 20.50%，肝肾综合征得以纠正，停用特利加压素，但化验 HGB 82 g/L，较前明显下降，行腹腔穿刺提示血性腹水，考虑腹腔内血管破裂导致出血，血压稳定，加用止血药物治疗，后复查腹水颜色转黄，血红蛋白稳定。继续西医及中药抢救肝衰竭。入院 42 天复查 ALT 20.6 U/L，AST 52.4 U/L，TBIL 230.4 μmol/L，DBIL 171.2 μmol/L，ALB 35.6 g/L，Na$^+$ 128.2 mmol/L，Cl$^-$ 90.3 mmol/L，BUN 6.55 mmol/L，CREA 87 μmol/L，PTA 33.90%，腹水少量，精神、食欲好转。

2. 中医治疗

一诊：入院后患者双目发黄，肌肤发黄如橘皮，神疲乏力，食欲不振，时有恶心，胃脘痞满，腹胀明显，口干口苦，小便色黄如浓茶，大便正常。舌红，苔黄腻，脉弦数。

中医诊断：急黄，臌胀，湿热蕴结，脾虚水停。

治法：祛湿退黄，凉血解毒兼以益气健脾。

方药：茵陈60 g，赤芍30 g，白术30 g，茯苓30 g，金钱草30 g，黄连6 g，木香15 g，升麻30 g，生黄芪30 g，党参15 g，陈皮15 g，白茅根30 g，鸡内金30 g，焦三仙45 g，藿香15 g。

二诊：患者面目发黄如橘皮，食欲不振，胃脘痞满，小便色黄如浓茶，少尿，大便干结，腹隆如鼓，胀感明显，且有气促，舌红，苔黄腻，脉弦数。

中医诊断：急黄，臌胀，关格，湿热毒瘀，脾虚气滞水停。

治法：祛湿退黄，凉血解毒，行气利水。

方药：茵陈90 g，赤芍60 g，白术30 g，茯苓30 g，金钱草30 g，刘寄奴 30 g，豨莶草 30 g，升麻30 g，生黄芪30 g，党参30 g，莱菔子 30 g，白茅根 30 g，焦三仙 45 g，藿香 15 g，火麻仁 30 g，枳实 30 g，厚朴 30 g，大腹皮 30 g，茯苓皮 30 g。

三诊：患者身目黄染较前减轻，面色晦暗，食欲略有好转，口干，腹胀较前减轻，使用利尿剂维持每日尿量在 1500 ～ 2500 mL，大便不成形，每日 2 次，乏力明显，夜间眠差，舌质淡暗，舌苔白有花剥，脉弦。

中医诊断：急黄，臌胀，气阴两虚，瘀血阻滞。

治法：健脾益气，养阴活血退黄。

方药：生黄芪 30 g，党参 15 g，茯苓 15 g，炒白术 30 g，山药 15 g，猪苓 15 g，沙参 15 g，生地 15 g，赤芍 30 g，丹参 15 g，陈皮 15 g，焦三仙 45 g。

【随访】

患者出院后继续巩固治疗，给予抗病毒、保肝、利尿、支持治疗，继续中药对症治疗，每 2 ～ 3 个月复查 1 次，病情逐渐稳定。

病例分析

患者为青年男性，慢性起病，停用抗病毒药物半年后病情急性加重，出现乏力、纳差、腹胀、尿黄等肝衰竭典型表现，病程中出现反应迟钝、少尿、腹腔内出血等并发症，结合实验室、影像学等辅助检查结果，诊断慢加急性肝衰竭、腹水、肝性脑病、肝肾综合征等。目前肝衰竭的内科治疗尚缺乏特效药物和手段。原则上强调早期诊断、早期治疗，采取相应的病因治疗和综合治疗措施，并积极防治并发症。本患者入院时已处于肝衰竭晚期，死亡率高。入院后给予积极抗病毒治疗，白蛋白、血浆支持治疗，以及内科保肝、

lff

fffffff

退黄等治疗，针对并发症给予利尿、纠正肝性脑病、止血、预防感染等对症治疗，患者病程中出现急性肾损伤，诊断肝肾综合征Ⅰ型，根据指南意见，给予大量白蛋白、扩容、特利加压素等积极治疗，经治疗肾功能恢复，减少了患者死亡的风险。患者在慢性肝病基础上出现急黄，初期湿热蕴结、脾虚水停，中期湿热毒瘀互结、脾虚气滞水停，后期气阴两虚、瘀血阻滞，在西医治疗基础上根据患者中医证候进行辨证论治。中西医结合治疗在缓解患者症状、提高患者生存方面发挥了重要作用。

王宪波教授病例点评

乙肝慢加急性肝衰竭属于中医"急黄"或"瘟黄"等范畴。《素问·玉机真脏论》云："湿热相交，民当病瘅。"张仲景曰："瘀热以行，身必发黄。"《诸病源候论·急黄候》指出："脾胃有热，谷气郁蒸，因为热毒所加，故卒然发黄，心满气喘，命在顷刻，故云急黄也。"本病疾病初期，湿热疫毒阻滞中焦，熏蒸肝胆，肝失疏泄，胆汁排泄不循常道而浸渍于肌肤致身目发黄，随之湿热壅滞，热毒化火，瘀阻脉络，或闭阻心包，或热迫营血，变证丛生。故"湿热交蒸，毒瘀搏结"是乙肝慢加急性肝衰竭的核心病机。疾病后期，邪气渐衰而正气亦虚。"解毒凉血重通腑、健脾化湿顾中焦"是基于对本病核心病机的认识及中医药救治的实践经验提出的治疗法则，在临床上取得了较好的效果。

【参考文献】

1. 中华医学会感染病学分会肝衰竭与人工肝学组，中华医学会肝病学分会重型肝病与人工肝学组.肝衰竭诊治指南（2018年版）.中华肝脏病杂志，2019，27（1）：18-26.

2. 中华医学会肝病学分会.肝硬化腹水及相关并发症的诊疗指南.中华肝脏病杂志，2017，25（9）：664-677.

3. 中华中医药学会脾胃病分会，张声生，王宪波.肝硬化腹水中医诊疗专家共识意见（2017）.中华中医药杂志，2017，32（7）：3065-3068.

4. 宗亚力，尹燕耀，林云华.从"毒邪"理论认识肝衰竭并发肝肾综合征.新中医，2012，44（4）：5-7.

5. 中华中医药学会.慢加急性肝衰竭中医临床诊疗指南.临床肝胆病杂志，2019，35（3）：494-503.

（王晓静　刘龙　整理）

病例 5
肝衰竭合并化脓性骨关节炎相关脓毒症

病历摘要

【基本信息】

患者，男性，57 岁，主因"纳差、尿黄 12 天，加重伴烦躁 1 天"入院。

现病史：患者入院前 12 天（2013 年 3 月 26 日）无明显诱因出现尿黄，伴纳差，无恶心、呕吐，无发热，无腹痛、腹泻，无灰白便，2013 年 3 月 28 日化验肝功能：ALT 68 U/L，AST 61 U/L，TBIL 19.1 μmol/L，DBIL 8.48 μmol/L，ALB 32.7 g/L。HBsAg ＞ 250 IU/mL，HBeAb 0.02 S/CO，AntiHBc 10.93 S/CO。乙肝核心抗体 IgM 1.31 S/CO（阳性），HBV-DNA 8.1×10⁶ IU/mL。血常规无明显异常，K⁺ 5.22 mmol/L，BUN、Cr 正常，PTA 67%，当地医院给予复方甘草

酸苷、茵栀黄等降酶、退黄治疗，纳差、尿黄进行性加重，同时伴有左膝关节疼痛，活动受限。入院前1天患者出现烦躁，坐卧不宁。为求进一步诊治，就诊于我院，门诊以"肝衰竭倾向、乙型肝炎、膝关节感染"于2013年4月8日收入院。

既往史：慢性湿疹2年，入院前10天在外院诊断腰椎间盘突出症、颈椎病、右侧基底节区腔隙性脑梗死、慢性胃炎、反流性食管炎。20年前曾有左侧手指外伤史。

个人史：吸烟史30年，每日20支；饮酒史20年，近2年每日酒精摄入100 g以上。

【体格检查】

体温36.8 ℃，脉搏105次/分，呼吸22次/分，血压135/80 mmHg。神志清楚，烦躁，能正确回答问题，计算力、定向力正常。肝病面容，全身皮肤黏膜颜色重度黄染。肝掌阴性，蜘蛛痣阴性，双侧巩膜重度黄染。双肺呼吸音粗，可闻及散在湿啰音。心律齐，腹部平坦，全腹无压痛及反跳痛，肝、脾、胆囊未触及，Murphy征阴性，肝区叩痛阴性。移动性浊音阴性。左手示指指掌关节处、左侧膝关节可见红肿，局部皮温高，压之疼痛且有波动感。双下肢轻度水肿。生理反射存在，病理反射未引出，扑翼样震颤阴性。舌红，苔黄腻，脉弦数。

【辅助检查】

血常规：WBC 31.95×10^9/L，NE% 89.94%，NE 28.72×10^9/L，HGB 129 g/L，PLT 82.4×10^9/L。CRP 121.77 mg/L。PCT 4.65 ng/mL。肝功能：ALT 107.7 U/L，AST 102.2 U/L，TBIL 257.4 μmol/L，DBIL 198.6 μmol/L，ALB 22.4 g/L。电解质、肾功能、血氨：K^+ 5.72 mmol/L，Na^+ 125 mmol/L，Cl^- 94.1 mmol/L，Ca^{2+} 1.87 mmol/L，BUN

34.2 μmol/L，Cr 135.6 mmol/L，NH_3 15.00 μmol/L。凝血功能：PTA 47%，INR 1.54。血气分析：pH 7.391，PCO_2 4.82 kPa，PO_2 8.72 kPa，SaO_2 92.9%，标准碳酸氢根浓度 22 mmol/L。乙肝五项：HBsAg ＞ 250.00 IU/mL，AntiHBs 2.44 mIU/mL，HBeAg 0.34 S/CO，HBeAb 0.02 S/CO，AntiHBc 1.07 S/CO。HBV-DNA 2.54×10^4 IU/mL。乙肝核心抗体 IgM 1.07 S/CO。甲丙戊系列均阴性。自身免疫性肝病系列均阴性。胸腔积液常规：血性，混浊，INR 1.032，总细胞 22 000 个 /μL，WBC 550 个 /μL，单核细胞 55%，多核细胞 45%。胸腔积液生化：K^+ 2.95 mmol/L，Na^+ 140.20 mmol/L，Cl^- 105.00 mmol/L，GLU 6.63 mmol/L，ALB 20.50 g/L，TP 54.00 g/ L。血培养：金黄色葡萄球菌。胸腔积液病理回报：胸腔积液涂片可见蛋白渗出液及少量红细胞及炎细胞，未见肿瘤细胞。腹部超声：肝实质回声偏粗，胆囊壁毛糙。左膝关节 MRI：结合临床病史，影像所见符合膝关节炎改变，伴关节腔脓肿，膝关节内侧皮下软组织感染脓肿形成。胸部 CT：两侧胸腔积液，多处包裹，双下肺基底段膨胀不全；双肺内炎症。

【诊断及诊断依据】

西医诊断：脓毒症、慢加急性肝衰竭、慢性乙型病毒性肝炎、化脓性骨关节炎（左膝）、蜂窝织炎、细菌性肺炎、细菌性胸膜炎、酒精性肝炎、高钾血症。

诊断依据：患者急性起病，尿黄、纳差，查肝功能明显异常，PTA 下降，白蛋白下降，乙肝表面抗原、e 抗体阳性，乙肝核心抗体 IgM 阳性，HBV-DNA 定量高，患者虽未诉既往肝炎病史，但此次起病发现"小三阳"，病毒载量高，乙肝核心抗体 IgM 低水平阳性，考虑慢性乙型肝炎可能性大，近期在慢性乙型肝炎基础上由于严重感染出现肝功能迅速恶化，每日胆红素升高 ＞ 17.1 μmol/L，TBIL ＞

170 μmol/L，INR ＞ 1.5，符合肝衰竭表现。患者左膝关节红肿热痛，活动受限，膝关节 MRI 提示关节腔脓肿形成，同时局部软组织感染脓肿形成，血培养可见金黄色葡萄球菌，据此，诊断化脓性骨关节炎、蜂窝织炎成立。患者发热，双侧可见大量胸腔积液，提示为血性，校正后胸腔积液白细胞数、多核细胞比例均明显升高，符合细菌性胸膜炎诊断。胸部 CT 检查可见双肺内炎性改变，结合血培养结果，考虑细菌性肺炎。患者全身多处严重感染，血培养阳性，合并有肝衰竭、肾功能不全、意识障碍，SOFA 评分为 8 分，符合脓毒症表现。BUN 升高，Cr 升高，有肾功能不全表现。根据尿素氮肌酐比值，考虑肾前性肾功能不全，与严重感染及入量不足有关。患者既往有长期大量饮酒史，考虑同时存在酒精性肝炎。

中医诊断：黄疸，骨痹疽，湿热蕴结。

中医辨证分析：中医学认为黄疸的基本病机为湿邪壅阻中焦，脾胃失健，肝气郁滞，疏泄不利，致胆汁疏泄失常，胆液不循常道，外溢肌肤，下注膀胱，而发为目黄、肤黄、小便黄之病症，湿热交结，阻碍经气，气化不利，则为肢体困重、湿热夹毒，郁而化火，热扰心神，故见烦躁不安、湿热内阻脾胃，气机阻滞，纳运失健，则纳差乏力，后患者膝关节红肿疼痛，中医称为关节流注或骨痹疽，为湿热毒邪、流注关节、感受外邪、瘀血化热成毒。舌红，苔黄腻，脉弦数，亦为湿热之邪。四诊合参，本病为湿热蕴结，病位在脾、胃、肝、胆，波及关节，病性属本虚标实。

【治疗经过】

1. 西医治疗

给予卧床休息、吸氧、补液、维持水电解质平衡治疗。患者感染重，多脏器功能障碍与感染密切相关，血培养为金黄色葡萄球菌，根据药敏结果及以往经验给予亚胺培南西司他丁联合去甲万古霉素抗感染治疗；肝衰竭，给予复方甘草酸苷抗感染保肝，多烯磷脂酰胆碱注射液稳定肝细胞膜，还原型谷胱甘肽清除氧自由基，维生素 K_1 改善凝血，人血清白蛋白、血浆支持治疗；乙肝病毒高复制，给予恩替卡韦分散片抗乙肝病毒治疗；血糖高，给予胰岛素降低血糖。积极纠正高钾血症。经积极治疗16天后患者肝功能好转，胆红素水平开始下降，血常规白细胞、中性粒细胞水平较前下降，左手、膝关节红肿均较前好转。

2. 中医治疗

一诊治法：清热解毒，健脾化湿。

方药：茵陈30 g，郁金15 g，金钱草30 g，茯苓15 g，生白术15 g，赤芍30 g，牡丹皮15 g，大黄6 g，红花10 g，连翘15 g，桑皮15 g，白茅根30 g，生地15 g。4剂，水煎服，日1剂，分2次服。

二诊：患者黄疸较前明显好转，但出现寒战，发热，最高体温38.7 ℃，左手、左膝关节可见明显红肿，波动感，压之疼痛，舌红，苔黄腻，脉数。考虑为化脓性关节炎，中医名为关节流注或骨痛疽，为热毒余邪、流注关节、感受外邪、瘀血化热成毒。患者寒战、高热、汗出热不退，为湿热之毒内侵，正邪交争，局部红肿热痛、波动感、剧烈疼痛是成脓的表现。舌红，苔黄腻，脉数，为湿热之邪，考虑为湿热酿脓，治疗应以清热解毒、利湿透脓为主，具体方药：黄芩15 g，桑皮15 g，鱼腥草30 g，公英30 g，双花30 g，连翘30 g，地龙15 g，川芎15 g，茵陈45 g，金钱草30 g，紫菀15 g，百部15 g，垂盆草30 g，地丁15 g。3剂，水煎服，日1剂，分2次服。

三诊：患者体温较前下降，仍纳差，左侧掌指关节及膝关节脓肿范围同前，红肿减轻，舌红，苔黄腻，脉濡数。治疗续前方以清热解毒、消肿排脓为主。此外，湿热之邪易困阻中焦，脾失健运，故表现为纳差。舌质黄腻、脉濡数提示湿热未散。治疗应辅以健脾利湿，佐以清热。故另加茯苓、太子参、白术以益气健脾，加赤芍以清热凉血、散瘀止痛。7剂，水煎服，日1剂，分2次服。

四诊：患者体温峰值降至37.8 ℃，无明显喘憋，纳差明显好转，左侧掌指关节及膝关节红肿明显减轻。疾病后期，邪气已退，正气已虚，神疲乏力、面色无华。加木香、生黄芪健脾益气、扶助正气。3剂，水煎服，150 mL，每日2次。四诊后肝功能好转，左手、膝关节感染灶基本痊愈。

治疗过程中，针对蜂窝织炎采用如意金黄散外敷，清热解毒，消肿止痛。具体药物：姜黄10 g，大黄10 g，黄柏10 g，苍术4 g，厚朴4 g，陈皮4 g，甘草4 g，白芷10 g，天花粉20 g，冰片6 g。药物磨粉蜂蜜调和，取适量外敷患处，每日2次，用药1周，皮肤软组织感染灶痊愈。

【随访】

患者病后6个月一直在我院门诊复诊，肝功能好转，病情稳定，左手、膝关节感染灶痊愈。治疗过程中实验室检查结果动态变化见图5-1。

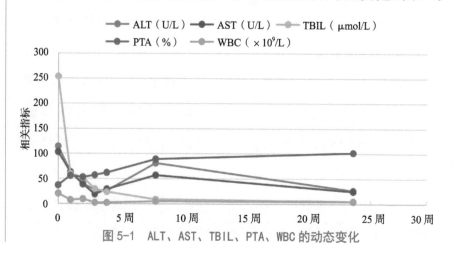

图5-1 ALT、AST、TBIL、PTA、WBC 的动态变化

病例分析

化脓性关节炎是一种由直接或血源性途径感染关节引起的关节败血症，可导致不可逆转的关节破坏和残疾。受累的多为单一的肢体大关节，如髋关节、膝关节及肘关节等。50% 以上的致病菌为金黄色葡萄球菌，其次为链球菌、肺炎双球菌、大肠埃希菌、流感嗜血杆菌等，感染以血源性感染最多见。炎症表现：关节红肿热痛，压痛明显，活动受限。中毒症状：深部关节，如髋关节感染时，局部肿胀、疼痛，但红热不明显。原发感染病：如肺炎、尿道炎、输卵管炎、痈等。

结合本例患者，考虑其存在慢性乙型病毒性肝炎基础，此次出现胆红素进行性升高、白蛋白明显下降、白球比例倒置、INR ＞ 1.5，诊断慢加急性肝衰竭。患者入院时有心率增快、烦躁症状，血常规示 WBC、CRP、PCT 明显升高，血培养阳性，局部皮肤、关节红肿热痛，结合膝关节影像学检查结果，明确诊断为脓毒症、蜂窝织炎、化脓性骨关节炎、胸膜炎，随即给予亚胺培南西司他丁抗感染治疗。血培养提示金黄色葡萄球菌，遂根据药敏结果联合万古霉素抗感染治疗。分析本例患者，考虑其发病很可能是皮肤软组织感染灶中的葡萄球菌经血液循环到达肺部，引起肺脓肿及脓毒症。经积极保肝、抗病毒、抗感染、中药内服外敷清热解毒及对症支持等治疗，肝功能逐渐好转，皮肤软组织感染得到控制。

王宪波教授病例点评

慢加急性肝衰竭以湿热壅盛、毒瘀胶着为主要病因病机，解毒凉血利湿可针对本病核心病机，顿挫病势，但还须注意肝病出现的黄疸和消化道症状均与脾胃运化功能失常有关，且中医有言"木植于土"，治疗时辨证酌加健脾和胃的方药，以顾护脾胃、扶正固本，对慢加急性肝衰竭病情演变及转归有着重要的作用。

金黄色葡萄球菌脓毒症，最常见的莫如疔疮和外疡邪毒的扩散，其次如痈疽、发背等。毒盛邪深、正气不足御邪而致脓毒不能外泄，形成内陷之症，局部表现为红肿热痛及化脓等症状，属热毒壅盛、气血凝滞、阻塞不通和热盛肉腐的病证。文献报道用如意金黄散外敷治疗丹毒、乳痈、颈痈、臀痈、蜂窝织炎等均取得较好疗效，一般 5 ～ 20 天均可治愈，早期患者 5 ～ 7 天即能痊愈。如意金黄散中大黄清火泄热毒，活血消肿，行瘀血，治痈肿、疮疔等；黄柏清热燥湿，解毒消肿；苍术燥湿辟秽；厚朴燥湿消痰；陈皮燥湿化痰；白芷散湿止痛，消肿排脓；天花粉排脓消肿；甘草缓急止痛、解毒，且能调和诸药。全方清热解毒，燥湿化痰，消肿止痛，适用于痈疽疮疡之阳证。

【参考文献】

1. MATHEWS C J, KINGSLEY G, FIELD M, et al. Management of septic arthritis: a systematic review. Ann Rheum Dis, 2007, 66（4）: 440-445.

2. 中国中西医结合学会 . 慢加急性肝衰竭中西医结合诊疗专家共识 . 北京中医药，2021, 40（9）: 946-955.

3. 方致和，方大鑫，许建平 . 金黄色葡萄球菌败血症的中医辨治 . 中医药通报，2002, 1（3）: 7-9.

4. 吴献群，刘小平 . 如意金黄散的临床及实验研究 . 时珍国医国药，1998, 9（6）: 573-574.

（刘遥　王晓静　整理）

病例 6
慢加急性肝衰竭合并反复腹腔感染

病历摘要

【基本信息】

患者，男性，29岁，主因"间断发热、腹胀、腹痛7月余，加重2天"入院。

现病史：患者7个月前（2017年10月）发热，体温最高39.5 ℃，腹胀，伴下腹痛，当地卫生院给予退热治疗，体温降至正常，但仍有腹胀、腹痛，2天后病情加重就诊于我院急诊。查血常规：WBC 20.70×10^9/L，NE% 88.74%，HGB 120.00 g/L，PLT 32.40×10^9/L。肝功能：ALT 31.8 U/L，AST 28.5 U/L，TBIL 191.0 μmol/L，DBIL 118.9 μmol/L，ALB 24.0 g/L，CHE 1355 U/L。凝血酶原活动度34.00%。腹部CT平扫：肝硬化、脾大、腹水，食管胃底静脉曲张，脾-肾

分流；胆囊结石；右侧胸腔积液，心包少量积液。血培养提示肺炎链球菌，诊断为慢加急性肝衰竭、乙型肝炎肝硬化活动性失代偿期、腹水、腹腔感染等，给予抗感染、抗病毒、保肝降酶退黄、利尿等治疗，病情好转出院。1个月前患者再次发热，伴腹胀、腹痛、嗜睡、行为异常，入住我院，治疗后好转出院。2天前患者再次出现发热，伴腹胀、腹痛，为进一步诊治入院。

家族史：其母有乙肝病史。

既往史：自幼患乙肝，近1年来间断口服恩替卡韦治疗，具体不详。未正规体检及复查。否认高血压、冠心病、糖尿病病史，否认其他传染病病史，否认手术、外伤史。

个人史及婚育史：曾有长期大量饮酒史（＞5年），每日饮酒量（折合乙醇）约100 g，2个月前戒酒。未婚未育。

【体格检查】

体温37.5℃，脉搏102次/分，呼吸20次/分，血压138/89 mmHg。神志清楚，查体合作。肝病面容，全身皮肤、巩膜颜色中度黄染，肝掌阳性，蜘蛛痣阴性，双肺叩诊呈清音，右下肺呼吸音低，未闻及干湿啰音及胸膜摩擦音。心率102次/分，心律齐，腹部高度膨隆，腹肌紧张，伴压痛、反跳痛，叩诊呈浊音。双下肢中度凹陷性水肿，肌张力正常。踝阵挛阴性，扑翼样震颤阴性。舌质红，苔薄黄腻、少津，舌下静脉迂曲。脉数，重取无力。

【辅助检查】

血常规：WBC 39.05×10^9/L，NE% 94.34%，RBC 4.15×10^{12}/L，HGB 132.00 g/L，PLT 120.40×10^9/L；血生化：ALT 15.9 U/L，AST 35.1 U/L，TBIL 108.6 μmol/L，DBIL 36.1 μmol/L，ALB 27.3 g/L，Ca^{2+} 1.93 mmol/L，GLU 8.81 mmol/L，K^+ 4.37 mmol/L，Na^+

138.2 mmol/L，Cl⁻ 102.2 mmol/L，NH₃ 29.00 μmol/L；凝血功能：
PTA 46.00%，INR 1.78；CRP 40.1 mg/L；PCT 29.86 ng/mL；乙肝系列：
HBsAg 156.87 IU/mL，AntiHBe 0.02 S/CO，AntiHBc 10.02 S/CO；
HBV-DNA 低于检测下限；丙肝病毒抗体（－）；腹水培养：肺炎克雷
伯菌肺炎亚种，总细胞数 31 200 个 /μL。床旁彩超：肝硬化、脾大、
腹水；胆囊壁毛糙、双边，胆囊多发结石。腹部 CT 平扫：肝硬化、
脾大、大量腹水，食管胃底静脉曲张，脾 - 肾分流；胆囊结石；盆
腔积液；右侧胸腔积液，伴右肺中叶及下叶肺组织膨胀不全；心包
少量积液。

【诊断及诊断依据】

西医诊断：慢加急性肝衰竭、自发性腹膜炎、乙型肝炎肝硬化
活动性失代偿期、酒精性肝硬化、肝性脑病、腹水、低蛋白血症。

诊断依据：患者有乙肝家族史，幼年时曾诊断乙肝，近 1 年来
间断口服恩替卡韦治疗，具体不详，不排除有自行停药史。入院化
验 HBV-DNA 定量在检测值以下，但乙肝系列 HBsAg 156.87 IU/mL，
AntiHBe 0.02 S/CO，AntiHBc 10.02 S/CO，乙肝诊断明确。既往有长
期大量饮酒史（＞ 5 年），每日饮酒量（折合乙醇）约 100 g，入院
时总胆红素明显升高，AST ＞ ALT，符合酒精性肝病诊断。患者腹
部 CT 平扫显示肝硬化、脾大、腹水，食管胃底静脉曲张，符合肝硬
化失代偿期诊断。患者入院前 7 个月，即出现反复腹胀、腹痛、发
热等表现，存在脾大，但未有白细胞减低等脾功能亢进表现，血常
规检查反而显示白细胞计数及中性粒细胞百分比明显升高，提示感
染严重、肝损伤进行性加重，表现为明显乏力，胆红素升高至正常
值上限 10 倍以上，凝血指标恶化，PTA ＜ 40%，提示患者在慢性肝
病（乙型肝炎、酒精性肝病）基础上出现肝衰竭表现，考虑为慢加

急性肝衰竭。患者本次入院时再次出现发热、腹部压痛阳性，白细胞、中性粒细胞百分比、C反应蛋白、降钙素原升高明显，腹水培养提示肺炎克雷伯菌，自发性腹膜炎诊断明确。入院时有嗜睡、行为异常等表现，考虑肝性脑病存在。

中医诊断：黄疸，臌胀（水臌），肝郁脾虚，湿热瘀结。

中医辨证分析：患者患乙肝多年、饮酒多年，湿热内蕴，肝脾虚衰，久病及肾，先后天失职、失养，水湿难运化，泛溢全身。近7个月来病情反复，虽已用抗病毒药，仍因腹腔感染反复住院，用多种抗生素仅暂时获效，肝功能始终未得到恢复。刻下身目中度黄染，腹胀、腹痛，下肢水肿。小便黄、少，大便不成形，每日1～2次。舌质红，苔薄黄腻、少津，舌下静脉迂曲。脉数，重取无力。四诊合参，本病病机多属于"正虚邪实"，其基本病机集中在"毒、热、湿、虚、瘀"等几方面。

【治疗经过】

1. 西医治疗

一般支持治疗：卧床休息，密切监测病情、意识状态、生命体征及肝肾功能等指标变化，纠正电解质酸碱失衡，鼓励患者自主进食少渣低蛋白食物，补充白蛋白治疗低蛋白血症，输入新鲜血浆补充凝血因子等。间断放腹水减轻腹部张力，给予碳青霉烯类抗生素积极抗感染治疗。

2. 中医治疗

一诊治法：标本兼治为则，注重祛邪扶正，固护胃气。治疗以疏肝健脾、清热利湿化瘀为法，退黄疸、促肝功能恢复，改善机体应激状况。

方药：茵陈五苓散加减。茵陈45 g，赤白芍各10 g，茯苓15 g，猪苓 15 g，桂枝 10 g，炒白术 15 g，泽兰 15 g，泽泻 10 g。

二诊：服前方 5 日后黄疸较前减轻，腹胀减轻，大便次数较以前减少，仍不成形，尿量少于 1000 mL/d，舌质红，苔薄黄腻，脉沉。加用健脾化湿、行气、清热利水之品：扁豆 20 g，薏苡仁 30 g，木香 10 g，车前子 20 g，板蓝根 15 g，金钱草 30 g。7 剂，水煎 300 mL，晨起及晚间睡前温服，每日 1 剂。

患者治疗变化见图 6-1 至图 6-3。

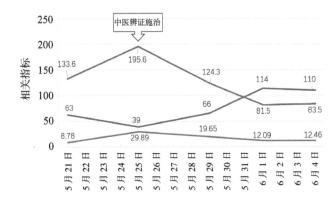

	5月21日	5月25日	5月29日	6月1日	6月4日
eGFR[mL/（min·173 m²)	63	39	66	114	110
Cr（mg/dL）	133.6	195.6	124.3	81.5	83.5
BUN（mmol/L）	8.78	29.89	19.65	12.09	12.46

图 6-1　患者肾功能恢复情况

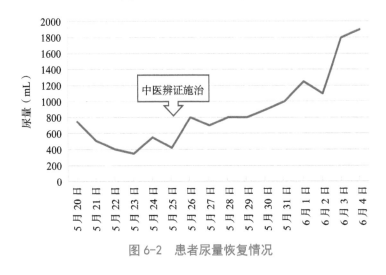

图 6-2　患者尿量恢复情况

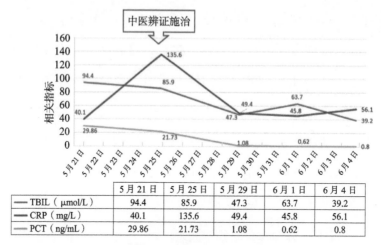

图 6-3 患者肝功能恢复情况

患者神志清楚，精神体力较前好转，可起床做轻度体力活动，腹胀明显减轻，体温降至 37.1 ℃。无腹痛，血压稳定，可自行进清淡软食，出院前复查，血常规：WBC 24.68×10^9/L，NE% 82.70%，RBC 2.11×10^{12}/L，HGB 66.0 g/L，PLT 173.0×10^9/L。PCT 0.94 ng/mL。凝血功能：PTA 48.00%。肝功能：TBIL 39.2 μmol/L，DBIL 27.4 μmol/L，TP 44.8 g/L，ALB 25.7 g/L，GLO 19.1 g/L，GGT 9.6 U/L，ALP 43.0 U/L，CHE 1070 U/L，TBA 12.8 μmol/L，Pre-A 21.5 mg/L，ALT 12.5 U/L，AST 22.1 U/L。电解质 + 肾功能 + 血糖 + 血氨：Na^+ 136.5 mmol/L，Ca^{2+} 1.86 mmol/L，Mg^{2+} 0.70 mmol/L，UREA 12.46 mmol/L，TCO_2 19.1 mmol/L，K^+ 4.66 mmol/L，Cl^- 105.6 mmol/L。一般状况明显好转，患者转往当地医院继续巩固治疗。

【随访】

患者回当地医院后，抗生素改为头孢哌酮舒巴坦继续巩固治疗，体温未再反复，腹胀缓解，腹水逐渐减少，胆红素水平持续下降，在当地医院治疗 2 周后出院回家。继续随访 3 个月，规律使用抗病毒及保肝、退黄、利尿、抗肝纤维化药物，病情平稳。

病例分析

2006 年中华医学会感染病学分会和中华医学会肝病学分会制定的《肝衰竭诊疗指南》中首次提出我国慢加急性肝衰竭定义和诊断标准。肝衰竭分为急性肝衰竭、亚急性肝衰竭、慢加急性（亚急性）肝衰竭和慢性肝衰竭 4 种临床类型，其中乙型肝炎相关慢加急性肝衰竭是我国肝衰竭中最常见的类型，占 80% ～ 90%。

目前关于慢加急性肝衰竭的诊断，我国和亚太肝病学会的定义相似，指在先前诊断或确诊的慢性肝脏疾病的基础上，出现黄疸和凝血功能障碍等急性肝损伤表现，4 周出现腹水和（或）肝性脑病。欧洲肝病学会、美国肝病学会 2012 年达成一致意见，将慢加急性肝衰竭定义为在慢性肝病基础上出现肝功能急性恶化，导致出现危急事件，3 个月内由于出现多器官功能衰竭导致高死亡率。大多数患者白细胞数正常或轻度升高，以中性粒细胞比例升高为主，可出现核左移或中毒颗粒，红细胞沉降率和 C 反应蛋白通常升高，肝功能可出现异常，以转氨酶升高和低蛋白血症为主要表现，低钠血症也比较常见。该患者的检查结果均符合以上特点。

参照《肝衰竭诊治指南（2018 年版）》，目前肝衰竭的内科治疗尚缺乏特效药物和手段，原则上强调早期诊断、早期治疗，采取相应的病因治疗和综合治疗措施，并积极防治各种并发症。肝衰竭诊断明确后，应动态评估病情、加强监护和治疗。内科综合治疗包括一般支持治疗（卧床休息、肠道内营养、补充白蛋白或新鲜血浆、纠正水电解质及酸碱平衡紊乱）、对症治疗（护肝药物治疗、微生态调节治疗、应用免疫调节剂）、病因治疗、并发症的治疗等。有适应证者可酌情进行人工肝治疗，并视病情进展情况进行肝移植术前准备。

慢加急性肝衰竭属于中医"急黄""瘟黄"等范畴,《诸病源候论·黄疸诸候·急黄候》中记载"脾胃有热,谷气郁蒸,因为热毒所加,故卒然发黄,心满气喘,命在顷刻,故云急黄也"。急黄(或瘟黄)在发病过程中可出现"血证""臌胀""肝厥"等,病机上多属于"正虚邪实",其基本病机集中在"毒、热、湿、虚、瘀"等几方面。中医治疗原则如下。

1. 解毒凉血利湿是治疗肝衰竭的重要法则

湿热疫毒是主要病因,血分瘀热是重要病机,湿热瘀毒互结,熏蒸肝胆,弥漫三焦,阻遏气血,则皮肤黄染深重。"瘀热以行,身必发黄",瘀热愈甚,毒邪愈烈,致使病情急转直下。解毒凉血利湿是本病的重要治则。茵陈五苓散由茵陈蒿、茯苓、泽泻、猪苓、桂枝、白术等组方,有温阳化气、利湿行水之功能,其中重用茵陈蒿,充分体现了解毒凉血的治疗法则。二诊加用金钱草、板蓝根、车前子等,以加强利湿退黄、清热解毒之功。

2. 截断逆挽是抢救肝衰竭成功的关键手段

肝衰竭病情凶险,传变极快。清热解毒是截断的关键,通腑是截断的转机,凉血化瘀是截断的要点。"逆流挽舟法"则强调先安未受邪之地,根据病情及早采用滋肝、健脾、温阳、补肾等法,有助于截断病势;"先证而治"则是提前掌握疾病整个发展过程中的变化规律,料知预后,提前一步主动迎头痛击,顿挫病邪,并预先安攘将扰之地,截断疾病的恶化,防止其向重症传变。方中重用茵陈以苦寒清热、利湿退黄,为截断病势,五苓散中茯苓、猪苓、泽泻等淡渗利湿,使湿邪从小便排出,既能助力腹水消退,亦能保护肾功能,能有效阻抑患者重症化。

笔记

3. 顾护脾胃是提高肝衰竭疗效的基本方法

慢加急性肝衰竭的基本病因病机是"本虚标实"。脾胃是后天之本、气血生化之源，大量临床经验表明，脾胃运化功能是否正常与患者预后密切相关。"解毒凉血重通腑，健脾化湿顾中焦"，治疗慢加急性肝衰竭的临床实践和学术经验亦指出解毒凉血、顾护中焦脾胃的重要性。方中白术、茯苓燥湿健脾，且能顾护胃气。二诊中加用了扁豆及薏苡仁等，既能淡渗利水，又能健脾和胃化湿，可促进患者食欲恢复，"得胃气则生"，本病例疾病后期，患者食欲尚可，则气血生化有源，提示病情及预后较好。

另外，本病例合用了白芍及赤芍。白入气分，赤入血分。白芍养血调肝、柔肝止痛、平抑肝阳；赤芍清热凉血、散瘀止痛，重在凉血散瘀。两药合用，白芍性收敛而以补为功，赤芍性疏散而以泻为用，两者一敛一散，一补一泻，具有清热凉血、养血活血、柔肝止痛之功。木香行气以缓解腹胀、行气止痛，综上可明显提高慢加急性肝衰竭的疗效。

🗒 王宪波教授病例点评

本病例的难点在于控制慢加急性肝衰竭合并自发性腹膜炎及严重感染后引起的全身炎症反应综合征。慢加急性肝衰竭是慢性肝病基础上出现的急性肝功能失代偿、全身炎症反应综合征（systemic inflammatory response syndrome，SIRS），是各种致病因素触发机体免疫产生的过度炎症、凝血及削弱的纤溶反应的一种临床过程。其中感染引起的全身炎症反应又称为脓毒症，是导致危重症患者多器官功能不全和死亡的重要原因。肝硬化、肝衰竭等重症肝病患者感染率高，可诱发肝性脑病等严重并发症，降低患者生存率。本例患者治疗初期曾应用支持治疗加碳青霉烯类抗生素，但疗效欠佳，且凝血指标进行性下降，胆红素进行性升高，尿量减少，逐渐出现 SIRS 症状，综合病机考虑为疫毒、酒毒久稽不解，伤肝、脾及肾，毒性湿热，正气虚衰。肝失疏泄、气血不畅，脉络瘀阻、脾气不健、水谷精微不化，水湿失运，气滞、血瘀、水湿停滞于腹中，发为臌胀，于四肢水肿，湿热毒邪逼胆汁不循常道，上泛睛目，外溢肌肤，下注膀胱，故见身目黄染、小便黄。本病例与大多慢加急性肝衰竭的病机相似，毒、热、湿、瘀、虚胶结，化验白蛋白、胆碱酯酶低下，提示外邪毒虽被抑制于一时，不足以助正气恢复。药物需要与自身物质结合才能发挥作用，因此用了高级抗生素，但效果不明显，且阻止不了感染及炎症的级联扩大反应及进展为多脏器衰竭的趋势。本病例于病情极期采用"截断逆转法"截断病势，提升机体免疫力，助力抗感染疗效，取得了较好效果。但本例患者乙肝病毒感染、加之长期饮酒，两种毒害长期加身，肝脏基础很差，仍需要长期中西医监护、调治。

【参考文献】

1. 中华中医药学会 . 慢加急性肝衰竭中医临床诊疗指南 . 临床肝胆病杂志，2019，35（3）：494-503.

2. 张茜茜，孙克伟 . HBV-ACLF 患者临床特征、预后、与 SIRS 关系及中医辨证论治研究 . 世界中联第六届肝病国际学术大会论文集，2015：120-122.

3. 贝润浦 . 论姜春华"截断扭转"与"先证而治"的辨证思想 . 北京中医药，2010，29（8）：586-589.

（冯颖　周桂琴　整理）

病例 7
乙肝相关慢加急性肝衰竭合并
上消化道出血

病历摘要

【基本信息】

患者，男性，27岁，主因"发现HBsAg阳性8年，乏力、纳差、尿黄1月余，呕血1天"入院。

现病史：患者8年前体检时发现HBsAg阳性[乙肝五项：HBsAg（+），HBeAg（+），AntiHBc（+），AntiHBs（-），AntiHBe（-）]。肝功能轻度异常（具体不详），未给予系统诊治。1个月前患者无明显诱因出现精神、食欲差，偶有恶心、呕吐，自觉发热，自服健胃消食片（4片/次，3次/日）及阿莫西林（1片/次，2次/日），未见明显好转，遂来我院。查肝功能：ALT 2576.7 U/L，AST 2643.8 U/L，TBIL 297 μmol/L，DBIL 159.1 μmol/L，TP 77.3 g/L，ALB 41.8 g/L，

49

GLO 35.5 g/L，A/G 1.2，GGT 99.7 U/L，ALP 145.7 U/L，CHE 5382 U/L。HBV-DNA 5.44×10^5 IU/mL。乙肝 e 系列：HBeAg 1118.94 S/CO，HBeAb 40.14 S/CO。AFP 63.5 ng/mL，PTA 38%。考虑肝衰竭，给予抗病毒、输血浆补充凝血因子及补蛋白支持治疗，病情好转后出院。1 天前（2015 年 1 月 19 日）患者呕血，总量约 800 mL，来我院急予五腔三囊管压迫止血，同时予以降低门静脉压力、输血等支持治疗，患者生命体征趋于稳定。为进一步诊治收住院。

既往史：无特殊。

【体格检查】

体温 36.4℃，脉搏 93 次/分，呼吸 21 次/分，血压 105/70 mmHg。神志清楚，全身皮肤黏膜轻度黄染，肝掌阳性，蜘蛛痣阴性，双侧巩膜轻度黄染。心肺（-），腹部平坦，右上腹轻压痛及反跳痛，肝浊音界不小，移动性浊音可疑。双下肢无水肿。舌红，苔白，伴有齿痕，脉弦滑。

【辅助检查】

肝功能：ALT 78.6 U/L，AST 48.8 U/L，TBIL 53.7 μmol/L，DBIL 30.8 μmol/L，ALB 31.8 g/L，CHE 3382 U/L。血常规：WBC 3.68×10^9/L，NE% 82.70%，RBC 3.01×10^{12}/L，HGB 106 g/L，PLT 83.0×10^9/L。凝血功能：PTA 56.00%。腹部 B 超：肝弥漫性病变，脾大，少量腹水；胆囊壁毛糙；门静脉高压，门静脉不全栓塞。

【诊断及诊断依据】

西医诊断：慢加急性肝衰竭、乙型肝炎肝硬化活动性失代偿期、食管胃底静脉曲张破裂出血、低蛋白血症、腹水。

诊断依据：患者既往乙肝病史多年，40 多天前开始出现重度乏

笔记

力，尿深黄，黄疸进行性加重，总胆红素峰值＞ 170 μmol/L，凝血功能障碍（PTA ＜ 40%），慢加急性肝衰竭诊断明确。腹部超声提示肝硬化、脾大、腹水。胃镜提示食管胃底静脉曲张重度伴破裂出血。且有呕血表现，提示肝硬化已进展至失代偿期。

中医诊断：血证，脾虚湿盛，脾不统血。

中医辨证分析：脾气虚弱，脾不统血，中气亏虚，气不摄血，导致血液妄行，血溢胃肠，导致便血、脾气虚弱，水湿运化不利，导致倦怠乏力、食少、面色萎黄，大便稀溏。舌红苔白，有齿痕，脉弦滑，提示脾虚湿盛。

【治疗经过】

1. 西医治疗

①降低门静脉压力、抑酸、止血治疗。②胃镜下治疗。③恩替卡韦抗病毒治疗。④补白蛋白支持治疗。

2. 中医治疗

治法：健脾化湿，止血统血。

方药：健脾化湿止血方加减。黄芪 30 g，党参 15 g，白术 15 g，黄连 6 g，木香 15 g，白茅根 30 g，生地 15 g，升麻 15 g，茵陈 15 g，茯苓 15 g。水煎服，每日 1 剂。

【随访】

出院后进行随访，患者未再出现呕血、黑便，每隔 3 个月在我院复查 1 次胃镜（共 1 年时间），食管静脉曲张逐渐缓解，肝功能稳定，凝血功能基本恢复正常（图 7-1 至图 7-3）。

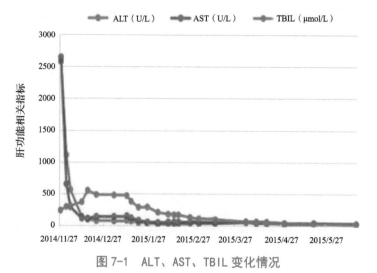

图 7-1 ALT、AST、TBIL 变化情况

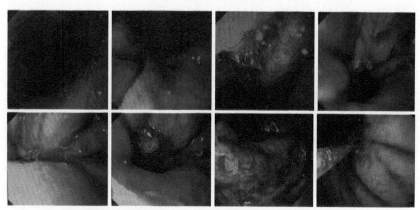

图 7-2 PTA 变化情况

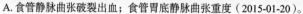

A. 食管静脉曲张破裂出血；食管胃底静脉曲张重度（2015-01-20）。

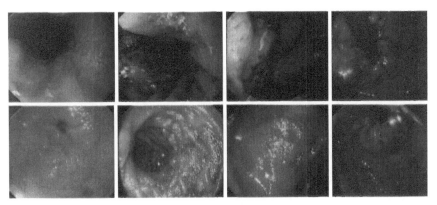

B. 食管胃底静脉曲张中度；贲门静脉出血后（2015-06-12）。

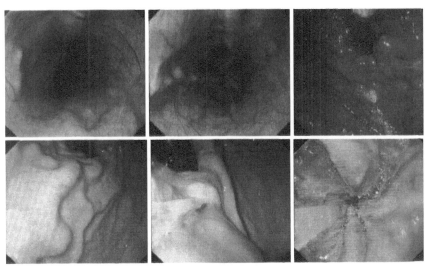

C. 食管胃底静脉曲张轻度；胃底排胶溃疡（2015-06-24）。

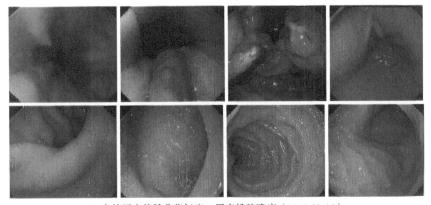

D. 食管胃底静脉曲张轻度；胃底排胶溃疡（2015-09-15）。

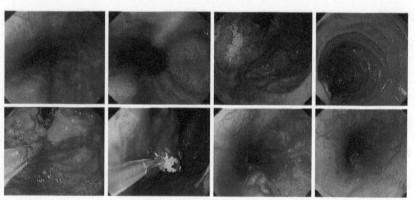

E. 食管胃底静脉曲张轻度（2015-12-27）。

图 7-3 胃镜检查

病例分析

乙型肝炎相关慢加急性肝衰竭（Hepatitis B virus related acute-on-chronic liver failure，HBV-ACLF）是在慢性乙型病毒性肝炎基础上发生的急性或亚急性肝衰竭，临床表现以极度乏力、黄疸、凝血功能障碍及消化道症状为主，在肝衰竭基础上合并上消化道出血等严重并发症，其病情危重，进展迅速，缺乏特效的治疗方案，病死率极高。该患者在严重肝衰竭基础上出现了反复上消化道大出血和腹水、腹腔感染、胸腔积液、胸腔感染等严重并发症，危及生命。在抗病毒、保肝、利尿、抗感染等治疗基础上，积极予以血浆及白蛋白加强支持治疗、三腔两囊管及胃镜下止血治疗及红细胞输血纠正贫血治疗，配合中药健脾化湿止血方，降低了该患者反复再出血的风险。上消化道出血在中医属于"便血"的范畴，其病机主要为气虚不摄、脾虚湿盛、血溢脉外，故中医治疗以健脾化湿、益气摄血为主，方以黄芪、白术、党参为君药健脾益气养阴，黄连、木香、白茅根、生地为臣药健脾止泻、凉血止血，茵陈、茯苓健脾利湿退黄，升麻引药上行，共奏健脾化湿、凉血止血之功，以解患者严重肝衰竭基础上反复出血之危机，挽救患者的生命。

📋 杨志云教授病例点评

　　严重上消化道出血是肝衰竭危及生命的严重并发症，病情凶险，往往预后不良。我院通过中西医结合的方法成功抢救了肝衰竭合并反复消化道大出血的患者，正如《景岳全书·血证》说："血本阴精，不宜动也，而动则为病。血主荣气，不宜损也，而损则为病。盖动者多由于火，火盛则逼血妄行；损者多由于气，气伤则血无以存。"血证有虚证和实证之分，该病例属于虚证，因此采用健脾化湿止血方加减，健脾益气，摄气止血，共同起到止血凉血之功效。

【参考文献】

1. 中国中西医结合学会 . 慢加急性肝衰竭中西医结合诊疗专家共识 . 北京中医药，2021，40（9）：946-955.

2. 陈姣艳，陈斌，曹冬容，等 . 慢性乙型肝炎并发肝衰竭死亡危险因素的研究 . 肝脏，2021，26（9）：994-997.

（姜婷婷　杨志云　整理）

病例 8
中西医结合治疗慢加急性
肝衰竭肝性脑病

病历摘要

【基本信息】

患者，男性，27岁，主因"发现 HBsAg 阳性 5 年，反复乏力、纳差、尿黄 11 个月，加重半个月"入院。

现病史：患者 5 年前发现 HBsAg 阳性 [乙肝五项：HBsAg（+），HBeAg（+），AntiHBc（+），AntiHBs（−），AntiHBe（−）]。 肝功能异常（具体不详），未给予系统诊治。2017 年 11 月患者无明显诱因出现乏力、纳差、尿黄，就诊于当地医院，给予口服中药治疗（具体情况不详）。半个月前患者劳累后出现乏力，精神、食欲差，尿黄，就诊于当地县医院，考虑诊断为慢加急性肝衰竭、乙型肝炎肝硬化活动性失代偿期，给予恩替卡韦抗病毒治疗，血浆及白蛋白加强支持治疗，复查凝血功能进行性下降，建议转入上级医院治疗。2018年10月4日患者就诊于四川某医院，化验提示NH$_3$ 189 mmol/L，ALT 483 U/L，AST 394 U/L，TBIL 90.4 μmol/L，DBIL 57.5 μmol/L，ALB 35.1 g/L，GGT 74 U/L，给予保肝、抗感染、纠正肝性脑病等治疗，效果不理想，为求进一步诊治来我院。患者自发病以来，乏力，神志欠清，可回答简单问题，精神、食欲差，偶有恶心，无呕吐，大便干，小便色深黄。

家族史：爷爷和姥爷患有乙肝。

既往史：平素健康状况一般。

个人史：无特殊。

【体格检查】

计算力下降，定向力正常。皮肤、巩膜中度黄染。腹软，有轻压痛及反跳痛，移动性浊音可疑。扑翼样震颤可疑阳性，踝阵挛阳性。舌红苔白厚腻，有瘀斑，脉弦滑。

【辅助检查】

乙肝五项：HBsAg 14.92 IU/mL，HBeAg 133.67 S/CO。PTA 19%。甲丙丁戊肝系列阴性，自身抗体及特种蛋白正常。肝功能：ALT 345.3 U/L，AST 238.7 U/L，TBIL 124.4 μmol/L，DBIL 58.0 μmol/L，ALB 34.8 g/L，A/G 1.1，GGT 61.6 U/L，ALP 176.9 U/L，CHE 4678 U/L。HBV-DNA：3.36×10^2 IU/mL。AFP 23.8 ng/mL。NH$_3$ 61 μmol/L。腹部CT：肝硬化伴多发再生结节可能，脾大；胆囊不大，壁增厚、毛糙，胆囊炎；上腹腔少量积液，上腹腔脂肪间隙稍模糊；前列腺左侧份稍高密度影，钙化灶；膀胱充盈；双肺下叶胸膜下轻度间质性改变；双侧胸膜增厚、粘连；心脏未见增大。

患者治疗变化见图8-1、图8-2。

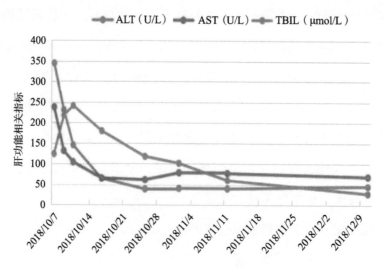

图 8-1 ALT、AST、TBIL 变化情况

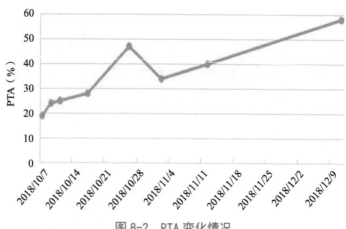

图 8-2 PTA 变化情况

【诊断及诊断依据】

西医诊断：慢加急性肝衰竭、乙型肝炎肝硬化活动性失代偿期、肝性脑病、腹水。

诊断依据：患者为青年男性，有明确的乙肝家族史，反复出现乏力、纳差、尿黄等症状；查体显示计算力、定向力下降，皮肤、巩膜中度黄染，腹软，有轻压痛及反跳痛，移动性浊音可疑，扑翼样震颤可疑阳性；化验示肝功能明显异常，黄疸进行性加重，凝血功能进行性下降（PTA ＜ 40%）；腹部影像学提示肝硬化、腹水、脾大，考虑慢加急性肝衰竭、乙型肝炎肝硬化活动性失代偿期、肝性脑病、腹水诊断明确。

中医诊断：神昏，痰瘀互结，蒙蔽心窍。

中医辨证分析：其病机为各种因素作用下的痰、瘀、毒互结，导致脏腑瘀滞，腑气不通，上犯清窍，蒙蔽心神，主要病位在肝、脑、大肠。病证为湿热内蕴、中焦阻滞、腑气不通、湿浊蒙蔽心窍，与痰、毒、瘀相关，其中腑气不通和湿浊蒙窍是关键病机。患者反复出现意识障碍，伴舌红苔白厚腻，脉弦滑，考虑为痰瘀互结，蒙蔽心窍。

【治疗经过】

1. 西医治疗

给予恩替卡韦抗病毒治疗，血浆及蛋白加强支持治疗，积极保肝、利尿、抗感染治疗，乳果糖口服及灌肠、门冬氨酸鸟氨酸静脉滴注纠正肝性脑病治疗。

2. 中医治疗

治法：通腑醒脑，豁痰开窍。

方药：灌肠方。大黄 30 g，乌梅 30 g，芒硝 20 g，每日 1 次，灌肠，共 5 天。

【随访】

2018 年 12 月 10 日患者再次住院，复查神志清楚，查体：计算力、定向力正常，腹软，无压痛及反跳痛，移动性浊音阴性，双下肢无水肿，扑翼样震颤、踝阵挛阴性，舌红，少苔，脉细。肝功能：AST 69.9 U/L，TBIL 28.4 μmol/L，DBIL 19.7 μmol/L，TP 61.8 g/L，ALB 33.2 g/L，GGT 122.0 U/L，ALP 235.1 U/L，CHE 2921 U/L。乙

肝病毒定量阴性。PTA 58%。血氨正常。AFP 33.9 ng/mL。腹部 B 超：肝硬化，脾大，胆囊壁毛糙，胆汁沉积。半年后患者再次住院，复查神志清楚，查体：计算力、定向力正常，腹软，无压痛及反跳痛，移动性浊音阴性，双下肢无水肿，扑翼样震颤、踝阵挛阴性，舌红，苔薄白，脉滑。化验肝功能：ALT 37.6 U/L，AST 35.1 U/L，TBIL 15.8 μmol/L，DBIL 6.7 μmol/L，TP 65.1 g/L，ALB 40.4 g/L，GLO 24.7 g/L，A/G 1.6，ALP 109.8 U/L，CHE 5182 U/L。乙肝病毒定量阴性。血氨正常。PTA 82%。AFP 24.8 ng/mL。腹部 B 超：肝硬化，脾大，胆囊壁毛糙。

病例分析

　　肝性脑病是失代偿期肝硬化的危重并发症之一，严重肝性脑病甚至可导致肝性脊髓病等严重并发症，大大影响了患者的生活质量，给患者及其家属带来巨大的负担，严重肝性脑病一旦发生，则预后不良，1 年病死率接近 50%，3 年生存率低于 25%。本例患者在外院经过抗病毒、保肝、纠正肝性脑病等治疗后效果均不理想，血氨持续不降，神志难以转清，我们应用大黄灌肠方治疗后疗效显著，其中大黄为君药，其性味苦、寒，归手阳明大肠经、足太阴脾经、足厥阴肝经，具有泻下攻积、清热泻火、凉血解毒、逐瘀通经、利湿退黄等功能。大黄主要成分为鞣质类、蒽衍生物类、二苯乙烯类等，还含有蛋白质、氨基酸、淀粉和微量元素等成分，以及其他（如有机酸等）。轻微型肝性脑病病机以痰、毒、瘀互结，腑气不通，痰蒙清窍为主，《神农本草经》记载大黄具有"荡涤肠胃，推陈致新"的作用，大黄治疗轻微型肝性脑病主要取其通腑开窍、解毒导滞之功。

笔记

臣药芒硝既助大黄泄热，又能软坚润燥，二药相须为用，增强峻下之力。乌梅酸涩养阴，使泻下而不伤阴，驱邪而兼顾扶正。临床上看，中药灌肠在治疗肝性脑病方面疗效显著，明显优于常规西医治疗，显示了中医药治疗的优势。

📋 杨志云教授病例点评

肝性脑病一般归属中医"郁证""神昏""失眠"等范畴，《黄帝内经·素问》之刺热篇中述"肝热病者，小便先黄，腹痛，多卧，身热。热争则狂言及惊，胁满痛，手足躁，不得安卧"即是论述肝性脑病的症状表现。从疾病传变与防治看，轻微型肝性脑病多因脾虚失运、痰蒙清窍而致，因此中医治疗通腑开窍合用，配以健脾助运，可使清升浊降、脑窍得以濡养、元神复司其职。大黄灌肠方治疗肝性脑病，以通腑醒脑、豁痰开窍为治法，我院依据大承气汤自拟协定方，使用多年，疗效显著，值得推广。

【参考文献】

1. BOHRA A，WORLAND T，HUI S，et al. Prognostic significance of hepatic encephalopathy in patients with cirrhosis treated with current standards of care. World J Gastroenterol，2020，26（18）：2221-2231.

2. 金丽霞，金丽军，栾仲秋，等 . 大黄的化学成分和药理研究进展 . 中医药信息，2020，37（1）：121-126.

3. 杨小徽，黄国初，王萌，等 . 大黄煎剂保留灌肠治疗轻微型肝性脑病 . 吉林中医药，2016，36（12）：1220-1222.

4. 张贵格 . 大黄煎剂保留灌肠治疗轻微型肝性脑病对内毒素及血氨水平的影响 . 实用中医药杂志，2018，34（5）：523-524.

（姜婷婷　杨志云　整理）

病例 9
中西医结合治疗乙肝
慢加急性肝衰竭

病历摘要

【基本信息】

患者，女性，51岁，主因"发现 HBsAg 阳性 27 年，乏力、纳差、呕吐 1 个月，尿黄 10 日"入院。

现病史：患者 27 年前检查发现 HBsAg 阳性，无不适，未予进一步检查治疗。1 个月前患者无诱因出现乏力、纳差、恶心、呕吐（非喷射状），无发热，无腹痛、腹泻，未予重视，其后逐渐加重，3 周前就诊于当地医院，行胃镜检查提示慢性胃炎、黏膜糜烂，给予抑酸保护胃黏膜处理（具体不详）后症状无改善。10 日前患者出现尿黄，遂至大同市某医院住院治疗，查血常规：WBC 4.0×10^9/L，HGB 147 g/L，PLT 82×10^9/L；肝功能：ALT 411.9 U/L，AST 678.6 U/L，

TBIL 135.3 μmol/L，DBIL 125.4 μmol/L，ALB 39.8 g/L，GGT 316 U/L，PTA 76.1%；HBV-DNA 定量 7.03×10^7 IU/L。腹部超声：肝实质回声稍粗，胆囊结石（多发），胆囊壁毛糙，门静脉 1.2 cm。MRCP：胆囊多发结石，脾脏稍增大，腹腔少量积液。予恩替卡韦抗病毒及保肝抗感染退黄等治疗（具体不详），但乏力、纳差、恶心、呕吐等症状较入院不见好转，尿黄加重，无发热、腹泻。3 天前复查肝功能：ALT 379.8 U/L，AST 570.9 U/L，TBIL 265.6 μmol/L，DBIL 249.2 μmol/L，ALB 37.3 g/L，GGT 189 U/L，PTA 52%，提示黄疸上升明显，病情加重。为进一步诊疗来我院，门诊以"慢性乙型病毒性肝炎、肝硬化？"收入院。

家族史：有乙肝家族病史，一兄弟 2 年前死于肝癌。

既往史：类风湿性关节炎病史 2 年，服用羟氯喹（1 片 / 次，2 次 / 日）、柳氮磺吡啶（3 片 / 次，2 次 / 日）近 1 年半，3 日前停药。睡眠欠佳 1 年，服用氟哌噻吨美利曲辛片改善睡眠 1 年余。否认高血压、冠心病、糖尿病病史。否认其他传染病病史。否认其他手术、外伤史。患者对青霉素、阿莫西林、头孢类药物过敏。

个人史及婚育史：无吸烟、饮酒等不良习惯。已婚，育有 1 女，女儿及爱人体健。

【体格检查】

体温 36.3 ℃，脉搏 90 次 / 分，呼吸 19 次 / 分，血压 100/60 mmHg。神志清楚，精神弱，面色稍暗，皮肤及巩膜重度黄染，未见出血点及瘀斑，肝掌阳性，蜘蛛痣阴性。双肺（－），心率 90 次 / 分，心律齐，未闻及病理性杂音。腹部平坦，全腹无压痛及反跳痛，肝脾肋下未触及，Murphy 征阴性，肝区叩痛阳性，肝界正常，移动性浊音可疑阳性，肠鸣音正常。下肢无水肿。扑翼样震颤阴性，踝阵挛未引出。

【辅助检查】

血常规: WBC 9.3×10^9/L, NE% 62.90%, HGB 135.7 g/L, PLT 92.7×10^9/L。肝功能: ALT 193.0 U/L, AST 513.8 U/L, TBIL 286.0 μmol/L, DBIL 223.9 μmol/L, ALB 34.8 g/L, GGT 123.5 U/L, ALP 156.2 U/L。凝血功能: PTA 38.0%, INR 2.12。乙肝五项: HBsAg(+), AntiHBs(-), HBeAg(-), AntiHBe(-), HBcAb(+)。乙肝病毒定量: 1.32×10^5 IU/L。肾功能及电解质、甲丙丁戊肝系列、自身免疫性肝病、甲状腺功能、EB病毒、CMV、PCT、IL-6等指标均正常。腹部彩超: 肝弥漫性病变(肝硬化), 少量腹水, 胆囊壁增厚、毛糙、双边, 胆囊多发结石, 脾大。肝脏弹性测定 12.6 kPa。

治疗过程中肝功能、PTA等动态变化见表9-1。

表9-1 肝功能、PTA、INR变化

项目	日期					
	1月30日	2月3日	2月9日	2月14日	2月19日	3月4日
ALT (U/L)	193.0	113.0	70.2	53.3	46.6	33.8
AST (U/L)	513.8	273.6	154.1	102.5	90.8	50.1
TBIL (μmol/L)	286.0	298.6	263.6	215.7	156.2	81.3
DBIL (μmol/L)	223.9	236.1	208.7	177.8	135.8	72.0
ALB (g/L)	30.4	29.2	31.8	31.5	34.2	35.7
GLO (g/L)	29.1	27.6	34.4	35.0	36.7	31.3
GGT (U/L)	123.5	121.9	78.8	50.5	36.6	23.6
ALP (U/L)	156.2	152.9	173.7	163.7	154.9	120.5
PTA (%)	38.0	39.0	60.0	59.0	59.0	60.0
INR	2.12	1.87	1.50	1.40	1.49	1.41

【诊断及诊断依据】

西医诊断: 慢加急性肝衰竭、乙型肝炎肝硬化活动性失代偿期、腹水、脾功能亢进、胆囊结石、类风湿性关节炎。

诊断依据: 患者有慢性乙型肝炎病毒感染史多年, 近期急性加重, 重度乏力, 有恶心、呕吐、纳差等消化道症状, 且呈进行性加重趋势，黄疸上升迅速，总胆红素升高大于 10 倍 ULN，PTA 小于40%，且在补充维生素 K_1 后不能纠正，INR > 1.5，故慢加急性肝衰竭诊断明确。根据现病史、既往史、家族史及各项检查结果，考虑患者慢性乙型病毒性肝炎进展至肝硬化失代偿期。

中医诊断：黄疸（急黄），阴黄。

中医辨证分析：患者平素体弱，长期肝气郁滞，脾胃虚损，日久中阳不足，寒湿内生，寒湿、气滞郁结，使肝胆疏泄失常，胆汁外溢于肌肤，进而身目小便俱黄，形成黄疸（急黄）。肝气不舒则腹痛不适，脾胃受纳与运化失调，中焦气机升降失常，致不能进食，恶心、呕吐、乏力。左脉弦，右脉沉缓无力，舌苔白偏腻，与寒湿、气滞相符。因寒湿为阴邪，故黄色晦暗如烟熏，为阴黄。

【治疗经过】

1. 西医治疗

入院后积极综合保肝、退黄、利尿、对症支持及防治并发症治疗。继续口服抗病毒药物治疗（入院后换用了富马酸替诺福韦二吡呋酯片），给予静脉滴注异甘草酸镁注射液保肝抗感染、还原型谷胱甘肽清除氧自由基、多烯磷脂酰胆碱稳定肝细胞膜、丁二磺酸腺苷蛋氨酸利胆，口服水飞蓟素胶囊保肝、熊去氧胆酸胶囊治疗胆汁淤积、雷贝拉唑肠溶胶囊保护胃黏膜，静脉滴注同血型血浆、人血清白蛋白以补充白蛋白，以及维生素 K_1 以补充脂溶性维生素。

2. 中医治疗

一诊（2019 年 1 月 30 日）：患者恶心、呕吐而不能食，乏力、纳差明显，口苦，精神较弱，周身不适，腹痛，腰痛，睡眠差，尿色黄，大便通畅。左脉弦，右脉沉缓无力，舌质红，苔白偏腻。

目前治疗应先集中力量解决患者恶心、呕吐、不能进食症状。

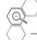

辨证：寒湿内蕴，肝郁脾虚。

治法：健脾祛湿，和胃止呕。

方药：广藿香9g，生白术15g，陈皮15g，姜半夏9g，甘草3g，白豆蔻9g，砂仁9g，醋青皮12g，广郁金12g，党参15g，石斛6g。3剂，水煎服，每日1剂。

二诊（2019年2月3日）：患者服药后，恶心、呕吐症状较前有明显缓解，可少量进食，仍有纳差、乏力，感腹痛加重伴腹胀，腰痛，周身不适，眠差，尿量偏少，大便少。舌质红，苔白，左脉弦细，右脉沉缓。

患者恶心、呕吐改善，腹痛加重伴腹胀，肝气郁滞、水湿停聚明显，故治疗时加强疏肝理气利水作用，加用桂枝、茯苓成苓桂术甘汤以化气行水，厚朴理气消胀，炒麦芽疏肝和胃助进食，配以油松节、杜仲补益肝肾，舒筋活血缓解腰痛、周身不适。

方药：茯苓15g，生白术15g，炒麦芽15g，杜仲12g，桂枝12g，油松节12g，石斛6g，陈皮15g，姜半夏9g，甘草3g，白豆蔻9g，砂仁9g，醋青皮12g，郁金12g，党参15g，厚朴15g。5剂，水煎服，每日1剂。

三诊（2019年2月11日）：患者无恶心、呕吐，腹痛、腹胀好转，腰痛、周身不适基本缓解，仍乏力，纳食较前增多，睡眠仍差，舌质淡，苔白偏腻，脉弦，重按无力，右尺脉弱。

患者总胆红素较前降低，PTA升高，消化道症状改善，腰痛、周身不适基本消退，故继以疏肝理气、健脾和胃治疗为主，辅以养心安神助眠，减杜仲、油松节，加用淫羊藿以温化寒湿、振奋阳气，佛手行气疏肝解郁，枣仁、茯神养心安神助眠。

方药：茯神15g，生白术15g，炒麦芽15g，炙淫羊藿12g，

笔记

桂枝12g，姜半夏9g，甘草3g，广藿香9g，砂仁9g，醋青皮12g，佛手12g，枣仁12g，厚朴15g。3剂，水煎服，每日1剂。

四诊（2019年2月14日）：患者食欲好转，腹痛基本消退，乏力改善，仍眠差，余无明显不适，舌质淡，苔白腻，脉沉缓无力。

患者肝气郁滞改善，目前以脾虚湿盛为主，治以加强温阳化湿，故减去醋青皮、佛手，给予郁金疏肝宁心，加益智仁温阳，柏子仁养心。

方药：茯神15g，苍术15g，炒麦芽15g，桂枝12g，姜半夏9g，甘草3g，广藿香9g，砂仁9g，郁金12g，益智仁12g，柏子仁12g，淫羊藿12g。4剂，水煎服，每日1剂。

五诊（2019年2月18日）：患者服药后症状基本消退，肝功能恢复过程中，后续以温阳健脾、和胃安神治疗为主。

方药：茯神15g，苍术15g，炒麦芽15g，豆蔻9g，甘草3g，广藿香9g，薏米15g，淫羊藿12g，益智仁12g，柏子仁12g。14剂，水煎服，每日1剂。

六诊（2019年3月4日）：患者症状好转，一般状况良好，未诉明显不适，带药出院。

【随访】

患者2个月后门诊复诊，转氨酶、胆红素均恢复正常。

病例分析

患者为中年女性，慢性乙型病毒性肝炎病史多年，此次急性发病，出现了急性黄疸加深、凝血功能障碍等肝衰竭表现，监测患者TBIL＞10 ULN，PTA＜40%，INR＞1.5，考虑慢加急性肝衰竭诊断明确，动态监测症状、体征及相关化验结果，目前属肝衰竭早期。患者的肝脏基础综合分析已发展到肝硬化阶段，Child-Pugh 评分为 B 级，此次病情加重考虑主要与乙肝病毒活跃复制有关，同时其服用柳氮磺吡啶等药物（抗类风湿治疗）对其此次出现的严重肝损伤有一定加重作用。虽然出现腹水，但未发生自发性细菌性腹膜炎，且入院后腹水很快得到控制，这也是肝功能得以恢复的因素之一。

目前肝衰竭的内科治疗强调早诊断、早治疗，采取相应的病因治疗和综合治疗措施，并积极防治并发症。乙肝肝衰竭抗病毒治疗对预后具有重要价值，不论其检测出的 HBV-DNA 载量高低，建议立即使用核苷（酸）类药物抗病毒治疗，早期快速降低 HBV-DNA 载量是治疗的关键，若 HBV-DNA 载量在 2 周内能下降 2 $\log_{10}$ IU/mL，可提高存活率。本例选用了快速强效的富马酸替诺福韦二吡呋酯片进行抗病毒治疗。

慢加急性肝衰竭中医称急黄（或瘟黄），病机上多属于"正虚邪实"，基本病机集中在"毒、热、湿、瘀、虚"等几方面，其病势暴急凶险，面目、皮肤、小便骤然发黄，伴有极度乏力、恶心、呕吐等全身及消化道症状，部分患者可伴高热、烦渴，甚则神昏、谵语或嗜睡，辨证以毒热瘀结、湿热瘀结、脾肾阳虚、肝肾阴虚等为主。该患者病程久，身体已渐亏耗，热象已不明显，表现为面黄晦暗如烟熏、腹胀、纳呆、神疲，脉沉苔白腻，考虑寒湿阻滞、中阳不振。

杨玉英教授病例点评

本病例为一典型的在慢性乙型病毒性肝炎基础上，由于对乙肝不重视，忽视了抗病毒治疗，而一发病就发生肝衰竭的病例，这种情况临床时常发生，在乙肝抗病毒治疗愈来愈被重视的当下，此病例也是给我们一警示。

从中医药角度，本例患者肝功能重度异常，属中医"黄疸"范畴。虽经积极保肝、抗感染等治疗，但病情仍持续进展，消化道症状显著，结合中医治疗后，恶心、呕吐等消化道症状明显减轻，病情逐步改善，肝功能完全恢复。治疗过程中西医的抗病毒治疗，中医的辨证论治，并行不悖，最终帮助患者完全康复。

《金匮要略》云："见肝之病，知肝传脾，当先实脾。"本例患者病位虽在肝，但脾胃症状显著，治疗中始终注意健运脾土，顾护胃气，并据患者症状、舌脉等改变，随证治之，辅以疏肝理气、养心安神等，患者临床症状逐步改善，肝功能好转，治疗得效，说明在肝病治疗过程中"顾护中土"的重要性。

【参考文献】

1. 中华医学会感染病学分会肝衰竭与人工肝学组，中华医学会肝病学分会重型肝病与人工肝学组 . 肝衰竭诊治指南（2018 年版）. 中华肝脏病杂志，2019，27（1）：18-26.

2. 中华中医药学会 . 慢加急性肝衰竭中医临床诊疗指南 . 临床肝胆病杂志，2019，35（3）：494-503.

（吴桐　杨玉英　整理）

病例 10
中西医结合治疗乙肝肝癌基础
细菌性腹膜炎

病历摘要

【基本信息】

患者，男性，50岁，主因"反复黑便9年，腹胀3年，加重伴发热、腹痛3日"入院。

现病史：患者9年前因"黑便"于某医院住院期间发现肝功能异常，HBsAg（＋），HBV-DNA 3.32×10^6 IU/mL，胃镜提示肝硬化伴食管胃底静脉曲张破裂出血，诊断为乙肝肝硬化失代偿期、食管胃底静脉曲张破裂出血、腹水、脾功能亢进，给予恩替卡韦口服抗病毒并降低门静脉压力、止血治疗。其后反复因黑便住院。7年前复查HBV-DNA控制不理想，联合富马酸替诺福韦二吡呋酯片口服，监测HBV-DNA阴性。6年前上腹部增强CT提示肝右后叶下段异常强化结节，后腹膜多发稍大淋巴结，经肝动脉造影检查诊断为原发性肝癌，多次行 TACE 及 RFA 治疗，近半年定期复查病灶稳定。肝癌治疗间隙多次因"腹水、自发性腹膜炎"住院治疗。入院前 3 天患者无明显诱因出现发热、腹痛、腹泻，体温最高 39.0 ℃，伴畏寒、腹痛，腹痛为持续性、不放射、隐痛、脐周为著，水样便，5 ～ 6 次 / 日，无里急后重感，至我院感染急诊科查 WBC 12.12×10^9/L、NE% 85%、PCT 20.01 ng/mL，给予拉氧头孢抗感染治疗 1 天无效，为进一步诊疗以"腹腔感染"收入院。

既往史：否认高血压、冠心病病史。4 年前诊断 2 型糖尿病，目前口服二甲双胍片治疗，血糖控制欠佳。有头孢米诺过敏史，否认食物过敏史。

个人史及婚育史：在北京市工作多年，职员，无地方病疫区居住史，无传染病疫区生活史，无冶游史。吸烟史 20 余年，每天 10 支余；偶有饮酒。已婚，配偶及子女体健。

【体格检查】

体温 39.0 ℃，脉搏 120 次 / 分，呼吸 24 次 / 分，血压 90/60 mmHg。神志清楚，精神萎靡，面色晦暗，皮肤及巩膜轻 - 中度黄染，肝掌阳性，蜘蛛痣阳性。双肺呼吸音粗，无干湿啰音。心律齐，未闻及病理性杂音。腹部膨隆，腹软，肝肋下未触及，脾肋下 4 cm，腹部压痛阳性，脐周明显，无反跳痛，Murphy 征阴性，移动性浊音阳性，肠鸣音减弱。双下肢轻度水肿。扑翼样震颤阴性，踝阵挛未引出。舌红苔薄黄，脉细弱。

【辅助检查】

全血细胞分析：WBC 12.23×10^9/L，NE% 88.90%，NE 10.87×10^9/L，HGB 64.00 g/L，PLT 21.00×10^9/L，CRP 199.0 mg/L，PCT 21.37 ng/mL，

LAC 4.31 mmol/L。肝功能：ALT 81.9 U/L，AST 80.4 U/L，TBIL 78.9 μmol/L，DBIL 20.5 μmol/L，TP 60.6 g/L，ALB 32.2 g/L，A/G 1.1，CHE 1721 U/L。电解质＋肾功能＋血糖＋血氨：K^+ 3.12 mmol/L，Cl^- 96.4 mmol/L，Ca^{2+} 2.01 mmol/L，Na^+ 129.4 mmol/L，UREA 6.33 mmol/L，CREA 59.2 μmol/L，URCA 181.0 μmol/L，GLU 11.0 mmol/L，NH_3 42.0 μmol/L。PTA 32.0%。腹水检测：黄色，混浊，比重 1.030，李凡他试验阳性，总细胞 2710 个 /μL，白细胞 2303 个 /μL，多核细胞 85%。腹水培养：未见细菌及真菌生长。便常规：未见红白细胞，OB（−），便涂片未见疑似酵母菌，球杆比 20：1。咽拭子涂片见到革兰氏阳性球菌，未见真菌，尿涂片未见细菌，未见真菌。

治疗过程中化验结果变化见表 10-1、表 10-2。

表 10-1　感染指标

项目	日期						
	5 月 10 日	5 月 13 日	5 月 16 日	5 月 19 日	5 月 21 日	5 月 23 日	5 月 27 日
WBC（ $\times 10^9$/L ）	12.23	12.21	10.5	8.9	8.7	8.13	4.21
NE（%）	88.9	89.2	86.7	72.5	70.2	65.7	66.2
CRP（mg/L）	199.0	201.0	146.2	101.4	98.5	83.6	34.1
PCT（ng/mL）	21.37	22.12	10.54	4.62	3.73	0.29	0.05
LAC（mmol/L）	4.31	4.12	2.02	1.67			

表 10-2　腹水常规

项目	日期					
	5 月 10 日	5 月 13 日	5 月 17 日	5 月 20 日	5 月 24 日	5 月 27 日
腹水外观	黄色	黄色	黄色	黄色	黄色	黄色
透明度	混浊	混浊	混浊	微混	透明	透明
比重	1.030	1.024	1.020	1.018	1.018	1.018
李凡他试验	阳性	阳性	阳性	阴性	阴性	阴性
总细胞（个 /μL）	2710	2410	1523	1096	356	239
白细胞（个 /μL）	2303	1806	1058	436	96	57
多核细胞（%）	85	75	69	40	27	24

笔记

【诊断及诊断依据】

西医诊断：自发性细菌性腹膜炎、慢性肝衰竭、肝脏恶性肿瘤、肝癌介入及射频术后、乙型肝炎肝硬化活动性失代偿期、腹水、脾功能亢进、食管胃底静脉曲张、低蛋白血症、中度贫血、低钾血症、低钠血症、2 型糖尿病、肠道菌群失调。

诊断依据：患者为中年男性，明确的乙肝病史 9 年，但发现时已发展至肝硬化失代偿阶段，反复上消化道出血，腹水，腹腔感染，查体慢肝征阳性，有黄疸、腹部膨隆、脾大、腹水、双下肢水肿，腹部超声、CT 等均提示肝硬化、腹水、脾大，胃镜提示食管胃底静脉曲张，故乙肝肝硬化活动性失代偿期、腹水诊断明确。6 年前发现肝内结节，经肝动脉造影检查明确肝癌诊断，行多次 TACE 及 RFA 治疗。患者肝功能异常、胆红素升高，白蛋白、胆碱酯酶等降低，PTA < 40%，提示存在慢性肝衰竭。本次因发热、腹痛伴腹泻入院，腹水增长快，查体腹部有压痛，化验外周血象、PCT、CRP、LAC 明显升高，以及腹水细胞检测 PMN ≥ 250 个 /μL，自发性细菌性腹膜炎诊断明确。患者便涂片提示球杆比 20 ： 1，球杆比例倒置，肠道菌失调诊断明确。

中医诊断：臌胀，积聚，湿热内蕴，气阴两虚。

中医辨证分析：患者长期疫毒感染，损伤肝脏，肝气郁滞，克犯脾土，气机不畅，湿浊内蕴，久则化热，熏灼津液，聚而成痰，湿浊痰热气滞互结，血瘀形成，肝脾更伤，病久延肾，肝失疏泄，脾失健运，肾失气化，气、血、水运化失常，臌胀形成。邪郁日久，蕴化癌毒，最终形成积聚。患者"臌胀""积聚"日久，一般情况差，面色萎黄，乏力、口干，食欲差，为气阴两虚表现，同时伴有发热、尿少、腹部膨隆、下肢水肿等症状及体征，结合舌红苔薄黄，脉细弱，符合湿热内蕴、气阴两虚病机。

【治疗经过】

1. 西医治疗

抗病毒治疗：继续口服恩替卡韦分散片、富马酸替诺福韦二吡呋酯片抗病毒治疗。抗感染治疗：考虑患者有晚期肝硬化合并肝癌，反复腹腔感染、免疫功能低下，加之合并糖尿病，且血糖控制不佳，此次感染重，同时因为不能排除耐药菌感染的可能，故抗感染治疗应采取强有力的降阶梯疗法，给予静脉滴注美罗培南，之后再根据腹水或血培养的药敏结果调整。其他治疗：应用还原型谷胱甘肽、注射用丁二磺酸腺苷蛋氨酸保肝利胆；盐酸二甲双胍片控制血糖，必要时应用胰岛素；呋塞米、螺内酯利尿；补充白蛋白营养支持治疗；口服双歧杆菌四联活菌片调节肠道菌群。防治消化道出血、肝性脑病等并发症。期间密切监测感染指标即腹水情况（表 10-2），经治疗，患者腹腔感染明显被控制，虽多次腹水培养阴性，但鉴于抗感染治疗是有效的，遂继续应用美罗培南，于住院后第 9 天体温降低至 37.8 ℃，后未再降低，但感染指标及腹水细胞检查结果在逐渐好转，且排除深、浅部真菌感染，故抗生素未调整，遂于 5 月 20 日加中药辅助治疗。5 月 24 日停用美罗培南。

2. 中医治疗

一诊（2019 年 5 月 20 日）：患者最高体温 37.8 ℃，上午体温略低，午后升高明显，感乏力，口干，无汗，纳差，睡眠欠佳，尿量少。舌红苔薄黄，脉细弱。

辨证：湿热内蕴，气阴两虚。

治法：清热祛湿，养阴透热。

方药：金银花 15 g，连翘 15 g，防风 6 g，青蒿 9 g，柴胡 12 g，黄芩 12 g，茵陈 15 g，炒薏米 30 g，炒白术 15 g，知母 12 g，牡丹

皮 12 g，生地 12 g，鳖甲 15 g，大腹皮 15 g，茯苓 15 g，生藕节 12 g。3 剂，水煎服，每日 1 剂。

二诊（2019 年 5 月 24 日）：患者最高体温降至 37.3 ℃，乏力稍改善，食欲好转，感腹胀，尿量仍少。舌红苔薄黄，脉细弱。

患者体温明显降低，继续清热祛湿、养阴透热等治疗。

方药：七叶一枝花 15 g，葛根 12 g，防风 6 g，青蒿 9 g，石膏 20 g，藿香 15 g，茵陈 15 g，炒白术 15 g，炒薏米 30 g，知母 12 g，牡丹皮 12 g，生地 12 g，地骨皮 12 g，大腹皮 15 g，赤芍 12 g，茜草 12 g。3 剂，水煎服，每日 1 剂。

三诊（2019 年 5 月 28 日）：患者体温恢复正常，带药出院。

方药：炙黄芪 20 g，当归 12 g，生地 12 g，赤芍 12 g，白芍 12 g，地骨皮 12 g，党参 15 g，炒白术 15 g，茯苓 15 g，大腹皮 15 g，泽泻 15 g，茵陈 15 g，青蒿 12 g，鳖甲 15 g，牡丹皮 12 g，防风 9 g，蒲公英 15 g。10 剂，水煎服，每日 1 剂。

【随访】

出院后门诊随诊 3 个月，病情稳定，未再发热。

病例分析

该患者慢性肝病病史明确，由乙型肝炎病毒引起，目前已至终末期（肝癌、肝硬化失代偿期），且该患者存在肝硬化基础上的慢性肝衰竭。原发性肝癌、腹水、腹腔感染、脾功能亢进、食管胃底静脉曲张破裂出血、中度贫血以及电解质紊乱均为肝硬化失代偿期的并发症，该患者在 9 年的病程中均已出现，Child-Pugh 评分为 C 级。此次住院主要是伴发了严重的自发性细菌性腹膜炎（spontaneous bacterial peritonitis，SBP），若治疗不及时可发展至脓毒症、脓毒症休克，预后极差。SBP 是肝硬化等终末期肝病患者的常见并发症（40%～70%）。肝硬化腹水患者住院即行腹腔穿刺检测，SBP 发生率约 27%，有 SBP 病史的肝硬化患者 12 个月内的 SBP 复发率高达40%～70%。SBP 可迅速发展为肝肾衰竭，致使病情进一步恶化，是肝硬化等终末期肝病患者死亡的主要原因。近年来随着早期诊断和安全有效抗菌药物的临床应用，SBP 感染相关的病死率由 20 世纪70 年代的 90% 降低至目前的 20%～60%，但未经及时治疗的 SBP或院内感染 SBP 患者病死率接近 50%。

治疗中抗菌药物的使用应尽早，SBP 指南指出对于重度社区获得性 SBP，单药方案推荐亚胺培南 / 西司他丁、美罗培南、比阿培南、哌拉西林 / 他唑巴坦；针对医院获得性 SBP 的经验性抗菌药物治疗，应根据当地微生物学调查结果来确定，为了实现对可能病原菌的经验性覆盖，需要使用包含广谱抗革兰阴性菌与厌氧菌的多药联合治疗方案，这些药物包括亚胺培南 / 西司他丁、美罗培南、比阿培南、哌拉西林 / 他唑巴坦、头孢他啶、头孢吡肟联合甲硝唑，亦可需要替加环素或黏菌素类药物。该病例根据患者病情、指南方案、既往用药、合并症等，应用降阶梯治疗方案，针对基础病和病情反复感染选用美罗培南抗感染治疗后，患者体温降低，感染指标、腹水常规改善，治疗有效。

中医方面，肝硬化腹水属于"臌胀"范畴。病因方面，常见外感或内伤，酒食不节、慢病失治、情志所伤、劳欲过度常是本病诱发和加重的因素。病位关系肝脾两脏，甚则及肾。病机方面，肝失疏泄、脾失健运、肾失气化是形成臌胀的关键病机。气滞、血瘀、水停是形成臌胀的基本病理因素，其病理性质为本虚标实。虚为肝脾肾亏虚，或阳气衰微，或阴血不足。实多指邪实，常气、血、水、毒互结。辨证分型常分为气滞水停、脾虚水停、湿热水停、血瘀水停、脾肾阳虚水停、肝肾阴虚水停等证。该患者辨证属湿热内蕴，气阴两虚。

杨玉英教授病例点评

　　患者为中年男性，有慢性肝病病史，病程长，存在乙肝肝硬化、肝癌、慢性肝衰竭基础，此次以发热、腹痛、腹泻为主要表现，血象等感染指标明显升高，SBP 明确。尽早应用合适的抗菌药物为治疗的关键，本病例选用了碳青霉烯类抗菌药物，迅速扭转、控制了病情，为后续康复提供了良好的基础。经积极抗感染、营养支持等治疗后患者一般情况改善，体温降低，感染指标改善，治疗有效。但患者基础病严重、复杂，免疫力低下，多重细菌感染反复发生且持续时间长，单纯西医治疗恢复较慢，经中西医结合治疗后体温短期内恢复，随访 3 个月病情稳定，体现了中西医结合治疗的互补性、优越性。

【参考文献】

1. 中华医学会肝病学分会 . 肝硬化腹水及相关并发症的诊疗指南 . 中华肝脏病杂志，2017，25（9）：664-677.

2. 中华中医药学会脾胃病分会 . 肝硬化腹水中医诊疗专家共识意见（2017）. 临床肝胆病杂志，2017，33（9）：1621-1626.

（吴桐　杨志云　整理）

病例 11
解毒消积，扶正固本——中药维持治疗肝癌晚期

病历摘要

【基本信息】

患者，男性，66岁，主因"发现肝内占位性病变1周"入院。

现病史：患者24年前因体检发现肝功能异常就诊于我院，诊断为慢性乙型病毒性肝炎，经保肝治疗后病情好转。其后患者未定期检查，未予保肝治疗。本次诉1周前因无明显诱因出现低热至当地医院就诊，实验室检查提示肝功能异常，胆红素水平明显升高，影像学检查提示肝内占位性病变，具体不详。现患者为行进一步诊治，门诊以"肝占位性病变、乙型肝硬化失代偿期、肝功能异常、胆汁淤积"收入院。

既往史：平素健康状况一般，否认高血压、冠心病、糖尿病病

史，否认其他传染病病史，否认食物、药物过敏史，阑尾切除术后 40 余年。

个人史：否认长期大量饮酒史，否认吸烟史。

【体格检查】

体温 36.5 ℃，脉搏 80 次 / 分，呼吸 18 次 / 分，血压 120/80 mmHg。神志清，全身皮肤黏膜轻度黄染，未见瘀点、瘀斑及皮下出血，肝掌可疑，蜘蛛痣阴性，全身浅表淋巴结未触及异常肿大。心率 80 次 / 分，心律齐，心率与脉搏一致，心音有力，各瓣膜听诊区未闻及病理性杂音及心包摩擦音。腹部平坦，对称，未见胃肠型及蠕动波，全腹未见手术瘢痕，未见腹壁静脉曲张。腹质软，无肌紧张，全腹压痛（−），反跳痛（−），未触及液波震颤，振水音（−），胆囊未触及肿大，Murphy 征阴性，脾肋下未触及，触痛（−），麦氏点压痛（−），肠鸣音减弱，2 ~ 3 次 / 分，全腹部未闻及血管杂音，双下肢无水肿。舌质红绛，苔黄腻，舌下静脉迂曲。脉弦滑数，重取无力。

【辅助检查】

血常规：WBC 3.22×10^9/L，NE% 60.5%，PLT 9.5×10^9/L，HGB 110.8 g/L，PCT 0.18 ng/mL；肝功能：ALT 28.6 U/L，AST 48.3 U/L，TBIL 61.5 μmol/L，DBIL 41.2 μmol/L，ALB 21.2 g/L；凝血功能：PT 15.5 s，PTA 64%；乙肝五项：HBsAg > 250 IU/L，AntiHBc 7.33 S/CO；乙肝病毒定量：DNA 3.69×10^3 IU/mL；AFP 1.5 ng/mL；CEA 3.8 ng/mL。腹部 CT 平扫 + 增强：肝 S2、S5 占位，考虑肝癌可能性大；肝硬化，脾大，副脾，食管下段及胃底静脉曲张，脾肾分流，腹水。腹部 B 超：肝内多发实性占位性病变（HCC?），建议结合其他影像，肝弥漫性病变（肝硬化?），脾大，腹水，胆囊壁毛糙。门静脉彩超：门静脉纤细。电子胃镜检查：食管胃底静脉曲张中度，慢性非萎缩性胃炎。

笔记

【诊断及诊断依据】

西医诊断：原发性肝癌、乙型肝硬化失代偿期、脾大、脾功能亢进、腹水、食管胃底静脉曲张、慢性非萎缩性胃炎、胆汁淤积。

诊断依据：患者 24 年前因肝功能异常就诊于我院，确诊慢性乙型病毒性肝炎，未行抗病毒治疗，未定期复查。入院时化验乙肝五项示 HBsAg > 250 IU/L，AntiHBc 7.33 S/CO；乙肝病毒定量 DNA 3.69×10^3 IU/mL，乙肝病毒感染明确。患者入院时肿瘤标志物无明显升高，但腹部增强 CT 提示肝 S2、S5 占位，考虑肝癌可能性大，肝硬化，脾大，副脾，食管下段及胃底静脉曲张，脾肾分流，腹水；腹部 B 超提示肝内多发实性占位性病变，符合肝硬化失代偿期、原发性肝癌诊断。患者影像学检查提示脾大，化验提示白细胞及血小板明显减低，符合脾功能亢进表现。患者胆红素明显升高，以直接胆红素升高为主，但影像学并未提示胆道梗阻表现，考虑肝内胆汁淤积存在。胃镜提示食管胃底静脉曲张中度，也符合肝硬化失代偿期表现。

中医诊断：积聚，黄疸，臌胀，肝肾阴虚，湿热蕴结。

中医辨证分析：患者患乙肝多年，正气不足，易受邪毒，正气亏虚不能鼓邪外出，病邪久恋，耗气伤阴，气滞血瘀，络脉壅塞，搏结成块，发为积聚（肝癌）。湿热相搏，入于血分，阻滞血脉，逼迫胆汁不循常道，外溢浸渍肌肤，则为黄疸。且湿热蕴毒凝痰，瘀阻血络，黄疸愈甚难消。肝脾两伤，脾失健运，清浊不分，水湿聚于腹中，发为臌胀、久则及肾，气化无权，气血水壅结更甚。患者面色晦暗，身目发黄，肝区间断不适，口干口苦，五心烦热，夜间尤甚。舌质红绛，苔黄腻，舌下静脉迂曲。脉弦滑数，重取无力。四诊合参，其辨证为肝肾阴虚、湿热蕴结，基本病机为本虚标实、虚实夹杂，在气血阴精、肝肾不足的基础上，湿邪瘀毒胶结。

【治疗经过】

1. 西医治疗

①一般支持治疗：给予肝癌护理常规，二级护理，清淡饮食，注意休息。②病因治疗：多烯磷脂酰胆碱稳定肝细胞膜，复方甘草酸苷抗感染保肝，丁二磺酸腺苷蛋氨酸退黄，复合辅酶、脱氧核苷酸钠改善肝细胞代谢，斑蝥酸钠维生素 B_6 注射液、康艾注射液抗肿瘤，口服鸦胆子油抗肿瘤，恩替卡韦胶囊抗病毒。③并发症治疗：间断放腹水减轻腹部张力；维持电解质平衡，监测尿量，口服呋塞米、螺内酯利尿；请介入科、外科会诊，患者存在有创治疗禁忌，待肝功能改善后再评估。

2. 中医治疗

治法：扶正补虚，活血化瘀，解毒散结。

方药：扶正解毒消积方（协定处方）加减。党参15 g，黄芪15 g，白术 15 g，茯苓 15 g，北沙参 15 g，麦冬 15 g，熟地 15 g，七叶一枝花 10 g，醋莪术 10 g，法半夏 9 g，女贞子 15 g、墨旱莲 15 g，茵陈 30 g，柴胡 15 g，延胡索 15 g。

1 周后，患者自诉肝区不适、口苦口干等症状较前好转，食纳欠佳，加鸡内金、焦三仙各 15 g 继服，病情稳定后出院。

【随访】

患者原发性肝癌诊断明确，经积极保肝治疗，胆红素等指标仍未降至安全水平，病程中经外科及介入科反复评估，仍存在手术及介入禁忌证，均建议长期中西医结合保守治疗。

患者出院后仅口服抗病毒药物、保肝药物及中药维持治疗，规律回门诊调方。如脘腹胀满，加瓜蒌 30 g、枳实 10 g、厚朴 10 g 等；大便黏滞不爽，加黄连 6 g、木香 10 g、白扁豆 15 g 等；小便不利，加车前子、白茅根各 15 g 等；心烦失眠，加酸枣仁 30 g、百合 30 g、合欢皮 15 g、合欢花 15 g 等。后病情相对平稳，可维持较好的生活质量 1 年余，2020 年后因肝癌负荷较大，逐渐出现肝癌晚期症状，至 2020 年 8 月 18 日终因肝癌负荷过大，出现破裂出血导致失血性休克，经抢救无效死亡。

治疗及随访过程中主要检查结果动态变化见图 11-1、图 11-2。

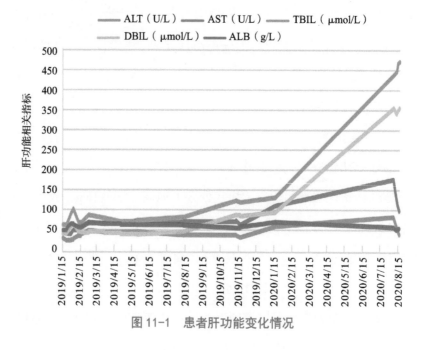

图 11-1　患者肝功能变化情况

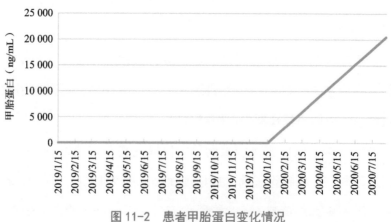

图 11-2　患者甲胎蛋白变化情况

病例分析

患者 24 年前被诊断为乙型病毒性肝炎，未定期检查，未予保肝治疗。入院后经腹部 MRI 等辅助检查诊断为原发性肝癌。肝癌的外科治疗是肝癌患者获得长期生存的重要手段，主要包括肝切除术和肝移植术。基于既往病例的数据，目前在缺乏其他有效治疗手段的情况下，手术切除仍可以使部分患者获益，故首先考虑外科会诊评估术前情况，但经外科评估患者无手术机会，建议介入微创及内科对症保守治疗。

2022 年原发性肝癌诊疗指南指出，合并有 HBV 感染的肝癌患者，口服核苷（酸）类似物抗病毒治疗应贯穿治疗全过程。手术前如果 HBV-DNA 水平较高，且谷丙转氨酶水平＞2 倍正常值上限，可以先给予抗病毒及保肝治疗，待肝功能好转后再行手术切除，以提高手术安全性；对于 HBV-DNA 水平较高，但肝功能未见明显异常者可以尽快手术，同时给予有效的抗病毒治疗。若乙型肝炎表面抗原阳性，建议应用强效低耐药的恩替卡韦、替诺福韦酯或富马酸丙酚替诺福韦等。肝癌患者在自然病程中或治疗过程中可能会伴随肝功能异常，应及时适当地使用具有抗感染、抗氧化、解毒、利胆和肝细胞膜修复保护作用的保肝药物，如异甘草酸镁注射液、甘草酸二铵、复方甘草酸苷、双环醇、水飞蓟素、还原型谷胱甘肽、腺苷蛋氨酸、熊去氧胆酸、多烯磷脂酰胆碱及乌司他丁等。这些药物可以保护肝功能、提高治疗安全性、降低并发症和改善生活质量。

在病证辨治中西医结合临床医学体系指导下，采取病证结合临床诊疗模式，运用中国医药学方药、现代中药制剂以及中医药特色诊疗技术，统筹治则在肝癌的围手术期、术后辅助治疗期、随访康复期、姑息期等不同时期，配合西医治疗以起到控制症状、预防复发转移及延长生命的作用。中医认为肝癌属于"肝积""癥瘕"等范畴，病位在肝，其本在脾，与肾密切相关。肝癌的病理性质为正虚邪实、本虚标实、虚实夹杂。正虚表现在初期以脾胃气虚为主，中期为气阴两虚，后期为肝肾阴阳俱虚；邪实主要责之毒和瘀。毒、瘀、虚三者互为因果，相互胶结。因此，治疗当以扶正祛邪为基本原则，通过补益气血、滋补肝肾来扶正，活血化瘀、解毒散结来祛邪消积。扶正解毒消积方是我院王宪波教授治疗原发性肝癌的经验方，全方以扶正、解毒、消积为治疗法则。方中黄芪可补益元气而托毒；党参、白术、茯苓作为四君子汤主要成分，具健脾补虚之功效；沙参、麦冬为滋补肝肾方一贯煎的主要药物，两药共奏滋养肺胃、养阴生津之功；当归、熟地补血养阴、滋阴补肾；七叶一枝花、半夏、莪术具有活血化瘀、消瘕散结、清热解毒作用。该方治疗原则与现代肿瘤免疫治疗理念相一致："扶正"的方法可补虚扶弱，改善免疫功能、降低免疫抑制效应；"解毒"为使用清热解毒法，减少肿瘤代谢产生的毒性产物及炎症因子对机体的破坏，减轻全身炎性反应；"消积"体现为败毒抗癌、消肿止痛，缩小瘤体，降低肿瘤负荷。

经课题组前期临床研究发现，该方可明显提高肝癌患者的1年及2年总生存期、无进展生存期，临床治疗效果确切。因此，对于肝癌晚期患者，采用中西医结合治疗是有效延长患者生存时间、提高患者生活质量的选择之一。

王宪波教授病例点评

本病例的难点在于对于确诊肝癌且无手术及介入治疗机会的

患者，如何改善其生活质量、延长其生存时间。除了西医的基本治疗，中药的应用在该患者中也发挥了良好的作用，主要体现在以下两方面：

（1）在"扶正"方面："正气亏虚"不仅是肿瘤产生的内因之一，而且肿瘤的发展亦能损耗正气。肿瘤炎症微环境所导致的免疫抑制与中医病机学中说的"正气亏虚"有明显相似性，而效应性 $CD8^+$ T 细胞是直接杀伤肿瘤的免疫细胞，提升 $CD8^+$ T 细胞的活性与数量可促进抗肿瘤免疫。扶正解毒消积方联合免疫治疗可明显提高中央效应性 $CD8^+$ T 细胞比例（$P < 0.05$），并有降低终末耗竭型 T 细胞比例的趋势。

（2）在"解毒、消积"方面：中医认为，炎症微环境所造成的病理症状多以热邪为主导，火热之邪耗气伤津，灼伤脉络，炼津化痰，可导致痰、瘀、虚等病理变化。同时痰、瘀、虚等病理变化反过来亦会促进热邪发展，影响炎症微环境，"毒"与"积"是互相促进的作用，因此抑制炎症介质相关通路可抑制肿瘤进展。经临床研究证明，扶正解毒消积方在控制和减少肿瘤微环境中炎症介质方面具有良好正向作用。

【参考文献】

1. 中华人民共和国国家卫生健康委员会 . 原发性肝癌诊疗指南（2022 年版）. 肿瘤综合治疗电子杂志，2022，8（2）：16-53.

2. 金保，杜顺达，毛一雷，等 .《原发性肝癌诊疗指南（2022 年版）》更新要点解读 . 协和医学杂志，2022，13（5）：789-795.

3. 谷莉莉，刘慧敏，周小兵，等 . 基于扶正解毒消积方的中西医结合方案治疗原发性肝癌的疗效分析 . 中医杂志，2014，55（7）：576-579.

4. YANG X, FENG Y, LIU Y, et al. Fuzheng Jiedu Xiaoji formulation inhibits

hepatocellular carcinoma progression in patients by targeting the AKT/Cyclin D1/p21/ p27 pathway. Phytomedicine，2021，87：153575.

5. 冯颖，杨雪，孙乐，等．扶正解毒消积方对二乙基亚硝胺诱导肝癌大鼠核受体共刺激因子 5- 信号传导与转录激活因子 3 信号通路的调控机制．中华中医药杂志，2020，35（7）：3711-3714.

（冯颖　周桂琴　整理）

病例 12
中西医结合治疗晚期肝癌合并肝衰竭

📋 **病历摘要**

【基本信息】

患者，男性，53岁，主因"发现 HBsAg 阳性 20 余年，肝占位 1 年，腹胀 20 余天"入院。

现病史：20 年前患者体检时发现 HBsAg 阳性，肝功能具体情况不详，此后患者未定期复查。10 年前，患者自诉开始口服抗病毒药物，具体药物不详，服用 10 个月后，自行停用。1 年前患者体检，腹部 CT 提示肝脏占位，进一步检查，考虑肝脏恶性肿瘤，未进一步治疗。20 天前患者无明显诱因出现腹胀、乏力、食欲差、尿黄等症状，行腹部增强 MRI：肝左叶占位病变，考虑为肝癌，肝中静脉近端、肝左叶静脉、下腔静脉及右心房瘤栓形成可能，腹水，双侧胸腔积液。总胆红素 479 μmol/L，凝血酶原活动度 38.6%，外院给予保肝退黄、利尿、抗感染、输注血浆及人血清白蛋白等治疗，效果不佳。现为求进一步治疗，收入院。

既往史：否认高血压、冠心病、糖尿病病史，否认食物、药物过敏史，否认手术、外伤史。

个人史：吸烟史 30 余年，每日约 40 支。既往大量饮酒，每日 42° 白酒约 500 mL，现已严格戒酒 10 年。

【体格检查】

体温 36.5 ℃，脉搏 89 次 / 分，呼吸 19 次 / 分，血压 126/83 mmHg。神志清楚，精神萎靡，皮肤及巩膜重度黄染。双肺呼吸音粗，右下肺呼吸音略低，未闻及干湿啰音。心律齐，未闻及病理性杂音。腹部膨隆，剑突下可触及肝脏，质硬，腹软，移动性浊音阳性，可触及压痛、反跳痛。双下肢轻度可凹陷水肿。舌质红，苔黄糙，脉弦数。

【辅助检查】

血常规：WBC 4.88×10^9/L，NE% 78.61%，HGB 139 g/L，PLT 119×10^9/L。肿瘤标志物：AFP 182.8 ng/mL。凝血四项：PTA 37.8%，PT 17.7 s。肝功能：ALT 191.5 U/L，AST 405.1 U/L，TBIL 479 μmol/L，DBIL 340.2 μmol/L，ALB 33.3 g/L，CHE 1886 U/L。PCT 3.47 ng/mL。HBV-DNA $< 1.0 \times 10^2$ IU/mL。鲎试验（腹水）228.9 pg/mL。腹水常规：黄色，比重 1.022，白细胞 350 个 /μL，多核细胞 20%。腹部超声：肝内实性占位（大小 165 mm × 160 mm × 118 mm），累及肝静脉 – 下腔静脉，肝硬化，脾大，腹水，右侧胸腔积液。超声心动图：右房内实性团块，结合病史，考虑肝癌心脏转移。胸部 CT 平扫：双侧胸腔积液，右下肺实变；右下叶絮影，考虑慢性炎症。

【诊断及诊断依据】

西医诊断：慢加急性肝衰竭（C 型、早期）、原发性肝癌 CNLC Ⅳ期、乙型肝炎肝硬化失代偿期、腹水、腹腔感染、胸腔积液、肝静脉癌栓、下腔静脉癌栓、右心房癌栓。

诊断依据：患者为中年男性，隐匿起病，病程长，此次以腹胀、乏力、食欲差、尿黄为主要表现，既往有原发性肝癌病史，患者 PTA < 40%，TBIL > 10 ULN，考虑慢加急性肝衰竭诊断明确，同时腹部增强 MRI 提示肝脏可见巨大占位，可见快进快出表现，AFP 升高，既往有慢性乙型病毒性肝炎病史，考虑原发性肝癌诊断明确，同时伴有肝脏远处转移，Child-Pugh 评分 11 分，Child C 级，考虑原发性肝癌 CNLC Ⅳ期诊断明确。患者入院后存在腹水，查体可触及压痛、反跳痛，行腹腔穿刺，腹水常规提示白细胞升高，鲎试验数值明显升高，考虑存在腹腔感染。

中医诊断：黄疸（急黄），毒热瘀结，湿邪困脾。

中医辨证分析：患者疫毒之邪，致病迅速，毒热熏灼肝胆，胆汁泛溢，故起病急骤，黄疸迅速加深，色黄如金，属中医"黄疸（急黄）"范畴。湿邪困阻中焦，脾胃运化失司，则食欲差，大便次数增多。湿遏清阳，则周身困重，乏力。脾运不健，血脉瘀阻，湿浊停留而壅塞于腹中，故腹胀。舌质红，苔黄糙，脉弦数，均为湿热瘀毒互结之表现，给予中药凉血解毒，健脾化湿。

【治疗经过】

1. 西医治疗

入院后给予恩替卡韦抗病毒，静脉滴注比阿培南抗感染，异甘草酸镁注射液、注射用丁二磺酸腺苷蛋氨酸保肝退黄，输注血浆补充凝血因子，口服呋塞米、螺内酯利尿，地衣芽孢杆菌活菌胶囊调节肠道菌群。

2. 中医治疗

治法：凉血解毒，健脾化湿。

方药：茵陈 45 g，白术 30 g，茯苓 30 g，赤芍 15 g，党参 15 g，生黄芪 15 g，升麻 15 g，白茅根 30 g，生薏米 30 g，炒扁豆 15 g，莲子肉 15 g，生地 15 g。水煎服，150 mL，每日 2 次。以上方为基本方，随症加减，连服 8 周。

经治疗后，患者总胆红素、凝血酶原活动度均正常，一般情况可，无不适，舌淡红，苔薄白，遂停用上述中药。针对肝癌，以"扶正、解毒、消积"为主要治则，给予方药：党参 15 g，生黄芪 15 g，白术 15 g，茯苓 15 g，沙参 15 g，麦冬 15 g，当归 15 g，熟地 15 g，莪术 15 g，半夏 9 g，七叶一枝花 15 g。以上方为基本方，随症加减，长期服用。西药单纯给予恩替卡韦抗病毒，患者拒绝靶向、免疫、TACE 等治疗。

【随访】

患者每 1～2 个月复查 1 次，肝功能均稳定，体力可，食欲可，无腹胀、腹痛，二便正常。出院 1 年后，患者植树时，诱发肝癌破裂出血，抢救无效死亡。

病例分析

目前肝衰竭的内科治疗尚缺乏特效药物和手段。原则上强调早期诊断、早期治疗，采取相应的病因治疗和综合治疗措施，并积极防治并发症。同时患者合并晚期肝癌，针对原发性肝癌 CNLC Ⅳ期，伴有远处转移，无法行肝移植，以对症支持治疗为主。患者是在晚期肝癌基础上出现的慢加急性肝衰竭，病死率高，生存期短，原发性肝癌 CNLC Ⅳ 期生存期常不超过 9 个月。该患者依靠中西医结合治疗，生存期长达 12 个月，最后若不出现肝癌破裂出血，生存期会更久。

王宪波教授病例点评

"急则治其标"，患者发病时，以急黄（肝衰竭）为主要表现，来势凶猛，湿热疫毒是该病的主要病因，血分瘀热是重要病机，瘀热愈甚，毒邪愈烈，致使病情急转直下。解毒、凉血、利湿是本病的重要治则，同时该病的基本病因病机是本虚标实，脾胃是后天之本、气血生化之源，在解毒凉血的同时，更要固护中焦脾胃。

"缓则治其本"，患者急黄治愈后，针对肝癌进行进一步治疗。该病病位在肝，其本在脾，与肾密切相关。其病理性质为正虚邪实、本虚标实、虚实夹杂。正虚表现在初期以脾胃气虚为主，中期为气阴两虚，后期为肝肾阴阳俱虚；邪实主要责之毒、瘀、虚，三者互为因果，恶性循环。因此，治疗当以扶正祛邪为基本原则，通过补益气血、滋补肝肾、调整阴阳，提高机体抗癌能力，达到"正盛邪却"的目的，"邪祛正自安"即只有消除癌毒，机体气血津液才能正常运行，脏腑功能才能得到恢复，故祛邪消积之法当贯穿肝癌治疗的始终。肝癌早期正气尚可，其治重在祛邪；中期机体正气久耗受损，以致邪盛正虚，此时治宜攻补兼施；晚期正气大衰，机体难以耐受攻伐，故治疗当以扶正补虚为主，兼以祛邪消积。因此，扶正、解毒、消积是治疗本病的重要法则。

笔记

91

【参考文献】

1. 中华医学会感染病学分会肝衰竭与人工肝学组，中华医学会肝病学分会重型肝病与人工肝学组.肝衰竭诊治指南（2018年版）.中华肝脏病杂志，2019，27（1）：18-26.

2. 国家卫生健康委办公厅.原发性肝癌诊疗指南（2022年版）.临床肝胆病杂志，2022，38（2）：288-303.

3. 中华医学会肝病学分会.肝硬化腹水及相关并发症的诊疗指南.中华肝脏病杂志，2017，25（9）：664-677.

4. 中华中医药学会.慢加急性肝衰竭中医临床诊疗指南.临床肝胆病杂志，2019，35（3）：494-503.

（刘尧 王晓静 整理）

病例 13
藏在乙型肝炎肝硬化身后的先天性高胆红素血症

病历摘要

【基本信息】

患者，男性，24岁，主因"发现 HBsAg 阳性 16 年，反复纳差、尿黄 15 年，加重 3 个月"入院。

现病史：患者 16 年前发现 HBsAg、HBeAg、HBcAb 阳性，转氨酶正常，反复轻度胆红素升高（多在 20 ～ 40 μmol/L），未治疗。15 年前出现间断纳差、尿黄，肝功能异常，不规律服用保肝药物。6 年前自觉腹胀，当地医院诊断为肝硬化、脾大、少量腹水，给予保肝、利尿等治疗后好转出院。5 年前因反复腹胀、腹水、血象减低，行脾切除术，术后患者开始出现胆红素升高，平均在 70 ～ 100 μmol/L。后间断复查，肝功能时有波动，以胆红素升高为主，转氨酶水平大致正常，体力尚可。入院 3 个月前，患者在劳累后出现纳差、尿黄，当地医院查总胆红素约 200 μmol/L，给予常规保肝治疗 1 周后胆红素上升至 400 μmol/L 左右。治疗 3 周后因胆红素持续升高，转诊至北京某专科医院。患者住该院后查 HBV-DNA（罗氏）弱阳性，重度黄疸，PTA 56%，有肝衰竭倾向，开始恩替卡韦抗病毒治疗，同时在常规保肝治疗基础上使用血浆及白蛋白支持治疗、积极抗感染治疗。因胆红素水平持续不下降，遂给予地塞米松静脉注射 20 mg×2 天、10 mg×3 天、5 mg×3 天，黄疸较前略下降后再次快速上升。激素治疗期间体温升高，诊断为自发性细菌性腹膜炎、肺部曲霉菌感染，给予亚胺培南西司他丁静脉输注 10 天、伏立康唑静脉输注 2 周＋伏立康唑口服 4 周。肝功能持续恶化，重度黄疸不退，间断出现肝性脑病症状，入住 ICU 15 天，医院强烈建议肝移植。患者不愿肝移植转来我院就诊。

既往史、个人史及家族史：无特殊疾病，不嗜烟酒，发病前无长期用药史。生活工作中无可疑毒物接触史。家族中无类似患者。

【体格检查】

体温 36.5 ℃，脉搏 78 次 / 分，呼吸 20 次 / 分，血压 110/70 mmHg。神志清楚，精神尚好，肝病面容，皮肤巩膜重度黄染，肝掌阳性，蜘蛛痣阴性，心肺（−），腹部平坦，无压痛及反跳痛，肝、脾、胆囊未触及，Murphy 征阴性，肝区叩痛阴性。移动性浊音阴性，下肢无水肿。

【辅助检查】

肝功能：ALT 87 U/L，AST 175 U/L，TBIL 397 μmol/L，DBIL 299 μmol/L，ALB 40 g/L，GLO 22 g/L，GGT 277 IU/L，ALP 98 IU/L，CHE 3334 U/L，TBA 207 μmol/L。凝血功能：PTA 57%。血常规：WBC

$7.42 \times 10^9/L$，NE% 55.5%，HGB 122.4 g/L，PLT $129.0 \times 10^9/L$。CRP 19.88 mg/L。PCT 0.35 ng/mL。乙肝系列：HBsAg 234.91 IU/mL，HBeAg（−），HBeAb（＋），HBV-DNA（罗氏）29 IU/mL。实验室检查排除其他甲肝、丙肝、丁肝、戊肝等嗜肝病毒感染，排除 EBV、CMV、柯萨奇等病毒感染，排除自身免疫性肝病及脂肪肝、肝豆状核变性等疾病，排除血管相关疾病，排除肝外梗阻性黄疸。腹部增强 CT：肝硬化，肝内外胆管无扩张，脾缺如。肺部 CT：双肺少量炎症。

UGT1A1 基因多态性检测：染色体 2q37 Promoter -3263（-3279），T-G，A（TA）₆TAA，-24-39 均纯合异常（图 13-1）。

外显子编号	检测位点	相关疾病	检测结果
promoter	-3263(-3279)，T-G	Gilbert	G/G 纯合，异常
	A（TA）₆TAA，-24-39	Crigler-Najjar syndrome type Ⅱ and gilbert	7/7 纯合，异常
	GGA-AGA，Gly71Arg	gilbert	正常
	TTC-CTC，Phe83Leu	gilbert	正常
	CCG-CAG，Pro229Gln：CCG-CTG，Pro229Leu	Gilbert and Crigler-Najjar syndrome type Ⅱ	正常
	TGT-TGA，Cys 1 Ter	Crigler-Najjar syndrome type Ⅰ	正常
	CTG-CGG，LEU15ARG	Crigler-Najjar syndrome type Ⅱ	正常

1）A（TA）₆TAA-A（TA）₇TAA，Promoter 上游 -24-39，Crigler-Najjar syndrome type Ⅱ and gilbert（7/7 纯合）

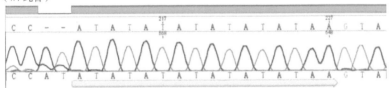

2）-3263（-3279），T-G，Gilbert's syndrome（G/G 纯合）

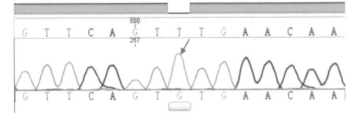

图 13-1   *UGT1A1* 基因多态性检测结果

【诊断及诊断依据】

西医诊断：乙型肝炎肝硬化活动性失代偿期、脾切除术后、先天性高胆红素血症。

诊断依据：患者为青年男性，隐匿起病，多年前发现 HBV 感染，病程中多次查 HBV-DNA 阳性，慢性 HBV 感染诊断明确。6 年前因"腹胀"就诊，当地医院诊断为肝硬化、腹水，对症治疗后好转。5 年前因"血象下降"行脾切除术。故在肝硬化病因方面，考虑乙型肝炎导致可能性大。患者既往多次化验提示胆红素轻度升高，转氨酶正常。后因病情加重，外送 *UGT1A1* 基因检测，提示启动子两个位点纯合异常，故先天性胆红素代谢异常综合征可以明确诊断。基因变异和体质特殊性，在患者慢性肝病的进展中发挥了重要作用。

【治疗经过】

抗乙肝病毒治疗：继续口服恩替卡韦治疗。

保肝抗感染治疗：静脉输注异甘草酸镁 200 mg/d 抗感染保肝，还原型谷胱甘肽抗氧化；胆汁淤积时间较长，给予脂质体前列腺素 E 改善微循环，熊去氧胆酸胶囊稀释胆汁，腺苷蛋氨酸改善肝内胆汁淤积。

经上述治疗 2 周，患者 TBIL 快速上升，TBIL 569 μmol/L，DBIL 433 μmol/L，ALB 33 g/L，TBA 198 μmol/L，PTA 61%。血常规、CRP 较前无明显变化。筛查 *UGT1A1* 基因多态性结果回报存在启动子 TA 盒及 -3263（-3279）G/G 双位点纯合突变，加用苯巴比妥每次 30 mg，每日 3 次，简化其他治疗，肝病药物仅保留恩替卡韦、异甘草酸镁及熊去氧胆酸胶囊 3 种。1 周后 TBIL 下降至 496 μmol/L，此后 TBIL 以每周 30～50 μmol/L 的速度平稳下降。经 8 周综合治疗，总胆红素下降至 135 μmol/L 时患者出院（图 13-2）。

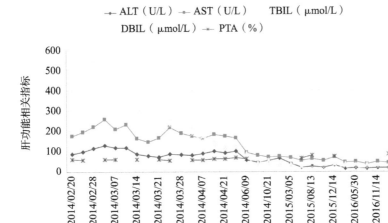

图 13-2　患者肝功能动态变化

【随访】

出院后每 3 ～ 6 个月随访 1 次，患者坚持服用恩替卡韦抗病毒治疗，一般情况好，ALT、AST 均正常，TBIL 30 ～ 40 μmol/L，HBV-DNA 定量＜ 20 IU/mL。

病例分析

患者经抗病毒、保肝治疗后胆红素仍持续上升，乏力、纳差较前略加重，但精神状态尚好，PTA 无下降，与肝坏死黄疸特征不同。血常规、CRP 等炎症指标无加重，不支持感染因素；HBV-DNA 无上升，不支持病毒因素；大便通畅，无肝外胆管梗阻证据，不支持胆汁排泄异常因素。患者病情以淤胆为主，恢复缓慢，通过完善相关实验室检查可以排除甲肝、丙肝、戊肝、EBV、CMV、柯萨奇病毒感染，排除自身免疫性肝病、肝脏血管异常、脂肪肝等其他常见疾病。考虑到有 Gilbert 综合征、Crigler-Najjar 综合征等先天性胆红素代谢异常可能，进行基因检测发现，*UGT1A1* 基因启动子 2 个位点均发生纯合变异，由此可以导致 UGT1A1 酶的活性下降，进而影响胆红素转化与代谢。由于国内直接检测 UGT1A1 酶活性尚不普遍，我们采用苯巴比妥进行实验性治疗及验证。

江宇泳教授病例点评

先天性胆红素代谢异常患者在正常人群中并不少见，故推测其他肝病基础上合并先天性胆红素代谢异常的患者应不罕见。*UGT1A1* 基因突变可导致胆红素尿苷二磷酸葡糖醛酸转移酶（UGT）结构异常，是先天性胆红素代谢异常的重要病因。其主要表现为非结合胆红素的葡萄糖醛酸化发生障碍，从而难以排出体外，引起血清非结合胆红素水平升高。低热卡饮食胆红素试验、利福平试验及苯巴比妥治疗试验有助于诊断，而 *UGT1A1* 基因测序为诊断本病的"金标准"。本例患者表现为在乙肝肝硬化基础上合并先天性胆红素代谢异常，发病过程中有明显淤胆表现，常规治疗效果较差。患者加用苯巴比妥后胆红素迅速下降，提示可能与苯巴比妥有关。苯巴比妥是肝药酶诱导剂，对 *UGT1A1* 基因区域变异相关疾病（如 Gilbert 及 Crigler-Najjar 综合征）黄疸有明显作用。患者基因检测结果及实验性药物治疗结果提示符合先天性高胆红素血症表现。其后随诊过程中，患者持续应用苯巴比妥，黄疸逐渐下降，TBIL 维持在 $30 \sim 40$ μmol/L，治疗效果满意。本病例之后，我们又观察到数例类似患者，应用苯巴比妥后黄疸消退较快。故猜测先天性高胆红素血症本身可能致病性不强，但在存在严重肝脏基础病时，可能会促进或加重疾病的表现。

【参考文献】

1. SUGATANI J. Function, genetic polymorphism, and transcriptional regulation of human UDP- glucuronosyltransferase（UGT）1A1. Drug Metab Pharmacokinet, 2013, 28（2）：83-92.

2. RODRIGUES C, COSTA E, VIEIRA E, et al. Bilirubin dependence on UGT1A1 polymorphisms, hemoglobin, fasting time and body mass index. Am J Med Sci, 2012, 343（2）：114-118.

3. RODRIGMES C, VIEIRA E, SANTOS R, et al. Impact of UGTlAl gene variants on total bilirubin levels in Gilbert syndrome patients and in healthy subjects. Blood Cells Mol Dis, 2012, 48（3）：166-172.

（于浩　江宇泳　整理）

病例 14
DAAs 经治失败的丙型肝炎再治疗

【基本信息】

患者，男性，27 岁，主因"间断乏力 7 个月"就诊。

现病史：患者 7 个月前体检时发现丙肝抗体阳性，轻度乏力，无食欲减退等症状，肝功能正常，HCV-RNA 3.95×10^6 IU/mL，GT1b 型，2017 年 8 月查 NS5A 区第 31 位氨基酸为野生型（L31），第 93 位氨基酸为野生型（Y93），诊断为慢性丙型肝炎，随即开始达拉他韦片 60 mg/d 联合阿舒瑞韦胶囊 100 mg/ 次、每日 2 次，治疗过程中肝功能均正常，4 周复查 HCV-RNA（进口试剂）未检测到，12 周 HCV-RNA < 250 IU/mL。两药联合治疗共 24 周，治疗结束时 HCV-RNA 进口试剂未检测到，停药后 10 天复查 HCV-RNA 9.48×10^3 IU/mL，至北京

某肝病研究所，发现同时存在 Y93H 等 4 个位点变异，随后出现肝功能异常，ALT 100 ～ 150 U/L，AST 60 ～ 90 U/L，至我院门诊就诊。

个人史：否认输血史及冶游史。

【体格检查】

体温 36.1 ℃，脉搏 78 次 / 分，呼吸 20 次 / 分，血压 125/70 mmHg。皮肤、巩膜无黄染，肝脏阴性，蜘蛛痣阴性。腹部平坦，质软，无压痛、反跳痛及肌紧张，腹水征（–），脾肋下未触及。双下肢无水肿。

【辅助检查】

肝功能：ALT 106 U/L，AST 72 U/L。抗 HCV 抗体 12.7（＋）。HCV-RNA 1.59×10^7 IU/mL。腹部超声：肝回声偏粗，脾不大。肝脏弹性测定：CAP 247 dB/m，E 6.1 kPa。HCV-RNA 耐药位点检测：存在 S122 g、L31V、Y93H 和 C316N 变异。

【诊断及诊断依据】

西医诊断：慢性丙型病毒性肝炎。

诊断依据：患者间断乏力，肝功能异常，抗 HCV 抗体及 HCV-RNA 阳性，可明确诊断为慢性丙型肝炎。既往采用直接抗病毒药物（direct-actingantiviral agents，DAAs）治疗，治疗结束后复发，属于 DAAs 经治复发病例。

【治疗经过】

给予口服索磷布韦 / 维帕他韦（400 mg/100 mg）1 片 / 日联合利巴韦林 900 mg/d 抗病毒治疗 12 周。

治疗 4 周时 HCV-RNA 未检测到，ALT 26 U/L，肝功能恢复正常。

【随访】

患者于治疗 12 周及结束治疗后 4 周、12 周、24 周 HCV-RNA 始终未检测到（图 14-1），肝功能持续正常，获得临床治愈。

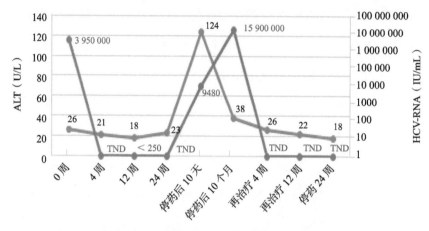

图 14-1 患者 ALT 及 HCV-RNA 动态变化

病例分析

患者为青年男性，发现丙肝抗体阳性时间短，基线丙肝病毒载量较高，属 GT1b 型，治疗前进行 Y93 和 L31 位点检测均为野生型，无进展性肝纤维化表现。初始 DAAs 治疗时，我国唯一正式上市的 DAAs 仅有达拉他韦 / 阿舒瑞韦，患者规律治疗 24 周，停药后很快复发，成为 DAAs 时代的难治病例，实在有点意外。

有研究表明，影响 DAAs 治疗效果的可能因素包括男性、肝纤维化程度重、HCV GT1 型或 GT3 型、基线病毒载量高、预存 RAS 突变（尤其是 NS5A RAS）等，并且在晚期肝纤维化的患者中，NS5A RAS 发生率更高，提示 NS5A RAS 的存在与肝纤维化的进展有关。

达拉他韦为具有泛基因型活性的 NS5A 抑制剂，阿舒瑞韦是第二代蛋白酶抑制剂，这个组合是我国第一种获得许可的全口服 DAAs 方案，针对基线无 NS5A 耐药突变的 GT1b 患者有效率达到 91% 以上，然而伴有 NS5A RAS 使得其疗效显著下降。体外实验表明，达拉他韦抑制 L31V 突变病毒的 EC50 是野生型的 27.5 倍，抑制 L31V/Y93H

同时存在突变株的 EC50 是野生型的 42 700 倍。日本的一项包括达拉他韦 / 阿舒瑞韦治疗失败的 68 例患者的研究表明，达拉他韦 / 阿舒瑞韦治疗失败可以导致包括 NS5A、NS3 和 NS5B 在内的高度复杂耐药突变，例如 Y93（包括 Y93H 或 Y93R）突变可达到 76%，L31（包括 L31V、L31F、L31I 和 L31M）突变为 79%，63% 患者检测到 L31-RAS/Y93-RAS 双重突变，治疗失败后双重 RAS 的患病率显著高于基线（3% vs. 63%，P < 0.01）。NS5A 中除 L31 和 Y93 之外，还有 L28、R30、P32、Q54 和 P58 等突变，NS5A 区的三重、四重和五重 RAS 的患病率分别为 38%、13% 和 2%。治疗失败后 NS5A 和 NS3 RAS 并存，NS3 的 D168 特征性 RAS 患病率为 68%。在 62% 的患者中，观察到 D168 RAS 与 L31 和（或）Y93 RAS 共存。达拉他韦 / 阿舒瑞韦治疗后 RAS 的复杂模式增加了再治疗的难度。本病例复发后检测到 L31V、Y93H 为 NS5A 区耐药突变，S122g 为 NS3 突变位点，C316N 为 NS5B 耐药突变，因多重变异，后续治疗困难重重。

我国《丙型肝炎防治指南（2019 版）》对于既往含 NS5A 抑制剂 DAAs 经治失败的患者，推荐以下挽救治疗方案：①索磷布韦 / 维帕他韦联合利巴韦林，疗程 24 周；②索磷布韦 / 维帕他韦 / 伏西瑞韦治疗基因 1 ～ 6 型，疗程 12 周；③既往含 NS5A 抑制剂但不含蛋白酶抑制剂 DAAs 经治 GT1 型，格卡瑞韦 / 哌仑他韦疗程 16 周（此方案不能用于失代偿肝硬化）；④既往 NS5A 抑制剂联合蛋白酶抑制剂失败的，以及 DAAs 治疗失败的 GT3 型，不推荐应用格卡瑞韦 / 哌仑他韦联合治疗的方案。当时索磷布韦 / 维帕他韦 / 伏西瑞韦尚未在我国上市，索磷布韦 / 维帕他韦联合利巴韦林的方案是可及的再治疗选择。患者经索磷布韦 / 维帕他韦联合利巴韦林治疗 12 周获得了 SVR。

DAAs 联合治疗 HCV 感染，绝大多数患者可以获得 SVR，然而含 NS5A 抑制剂 DAAs 治疗失败，可能存在 RAS 的患者，再治疗时需要新的 DAAs 联合或 DAAs 与利巴韦林联合治疗，挽救治疗在实现 SVR 方面非常有效，并可以降低患者发生肝癌等严重不良事件的风险。

江宇泳教授病例点评

既往治疗失败或耐药的 HCV 感染者，可换用作用位点不同及抗病毒作用更强的直接抗病毒药物，并联合利巴韦林再治疗仍可获得成功。但需要补充的是，对于病毒耐药或治疗失败的 HCV 感染者，在药物可及的情况下，应尽可能按照我国《丙型肝炎防治指南（2019 版）》推荐的索磷布韦 / 维帕他韦 / 伏西瑞韦或索磷布韦联合格卡瑞韦 / 哌仑他韦三联治疗方案，以免再次失败导致病毒更多位点的耐药。

【参考文献】

1. 中华医学会肝病学分会，中华医学会感染病学分会 . 丙型肝炎防治指南（2019 年版）. 中华肝脏病杂志，2019，27（12）：962-979.

2. TAKAKI S，IMAMURA M，YAMAGUCHI S，et al. Real-word efficacy of sofosbuvir，velpatasvir plus ribavirin therapy for chronic hepatitis patients who failed to prior DAA therapy with NS5A-P32 deletion mutated HCV infection. Clin J Gastroenterol，2020，13（6）：1233-1238.

3. IZUMI N，TAKEHARA T，CHAYAMA K，et al. Sofosbuvir-velpatasvir plus ribavirin in Japanese patients with genotype 1 or 2 hepatitis C who failed direct-acting antivirals. Hepatol Int，2018，12（4）：356-367.

（江宇泳　整理）

病例 15
急性病毒性戊型肝炎、亚急性肝衰竭

📋 病历摘要

【基本信息】

患者，男性，56岁，主因"乏力、身黄、目黄、尿黄1月余"入院。

现病史：患者1个月前饮酒后出现乏力、身黄、目黄、尿黄，就诊于当地医院，化验肝功能提示转氨酶2700+U/L（具体不详）。肝脏MRI平扫+MRCP提示胆囊炎，腹腔少量积液，右侧胸腔少量积液，门腔静脉间隙及腹主动脉旁多发淋巴结影（大者直径2.3 cm）。给予内科治疗1周余（具体不详）效果不佳。后于当地医院住院治疗，2019年2月3日查肝功能：ALT 74 U/L，AST 68 U/L，TBIL 385.77 μmol/L，DBIL 209.4 μmol/L，ALB 38 g/L，γ-GT 61 U/L，ALP 159 U/L。血常规：WBC 10.24×10^9/L，NE% 76.5%，RBC

$4.79 \times 10^{12}/L$，HGB 145 g/L，PLT $307 \times 10^9/L$。AFP 199.46 ng/mL。戊型肝炎抗体 IgM 阳性，戊型肝炎抗体 IgG 阳性。PTA 74%。乙肝五项、丙肝抗体、甲肝抗体均为阴性。腹部彩超：肝实质弥漫受损，肝内脂肪沉着，胆囊壁水肿。腹部 CT：胆囊结石可能。胃镜：糜烂性胃炎，十二指肠球部溃疡。胸部 CT：右肺上叶微小结节影，建议随访。静脉予以异甘草酸镁、多烯磷脂酰胆碱及腺苷蛋氨酸行保肝、抗感染、退黄治疗，效果不佳。后予以地塞米松 10 mg/d、静脉滴注 3 天，地塞米松 5 mg/d、静脉滴注 2 天，乙酰半胱氨酸 40 mL/d、静脉滴注 5 天，血 TBIL 水平波动在 480 ～ 380 µmol/L。2019 年 3 月 3 日复查肝功能未见明显好转，PTA 64%。患者为求进一步系统诊疗入院。

既往史：冠心病病史（2015 年 10 月）3 年余，目前口服阿司匹林 100 mg/d，辛伐他汀 40 mg/d。血糖水平升高（具体不详）1 年余，目前未用药治疗。慢性胆囊炎病史多年。否认高血压病史。否认其他传染病病史。头孢他啶皮试过敏。否认食物过敏史。否认手术、外伤史。

个人史：经常少量饮酒。经常外出就餐。

【体格检查】

体温 36.6 ℃，脉搏 82 次 / 分，呼吸 20 次 / 分，血压 120/70 mmHg。神志清楚，肝病面容，查体合作，双侧巩膜及全身皮肤黏膜重度黄染，肝掌可疑，蜘蛛痣阴性。心肺未见明显异常。腹部平坦，右侧腹轻压痛，未触及反跳痛，肝、脾、胆囊未触及，Murphy 征阳性，麦氏点无压痛，双侧输尿管无压痛，肝区叩痛阴性。移动性浊音阴性。双下肢无水肿。四肢肌力、肌张力正常，腹壁反射正常引出，双侧肱二、肱三头肌反射及膝腱反射、跟腱反射正常引出，双侧 Babinski 征阴性，踝阵挛阴性，扑翼样震颤阴性，Kernig 征阴性，Brudzinski 征阴性。舌苔厚腻微黄，脉弦滑。

【辅助检查】

全血细胞分析：WBC 12.34×10^9/L，NE% 81.94%，NE 10.11×10^9/L，LY% 10.12%，RBC 3.62×10^{12}/L，HGB 123.00 g/L，PLT 280.00×10^9/L。CRP 21.6 mg/L。PCT 0.85 ng/mL。电解质 + 肾功能 + 血糖 + 血氨：K^+ 3.42 mmol/L，Na^+ 136.0 mmol/L，CREA 53.4 μmol/L，URCA 81.0 μmol/L，GLU 7.10 mmol/L，TCO_2 20.3 mmol/L，UREA 3.32 mmol/L，NH_3 35.00 μmol/L，eGFR 110.44 mL/（min·1.73 m²）。肝功能：ALT 74.2 U/L，AST 82.0 U/L，TBIL 270.6 μmol/L，DBIL 223.6 μmol/L，TP 56.5 g/L，ALB 28.4 g/L，A/G 1.0，CHE 3827 U/L。凝血六项：PT 18.20 秒，PTA 54.00%，INR 1.69，APTT 36.90 秒。戊肝抗体 IgM 阳性。血型（ABO-RH）：O 型 Rh 阳性。心电图：窦性心律，ST 异常改变。胸部正位片：两肺纹理增多。腹部彩超：肝大、肝弥漫性病变，肝内门管鞘系统回声增强，胆囊壁毛糙、双边，门静脉血流检查未见明显异常。

治疗过程中实验室检查结果动态变化如表 15-1 至表 15-3 所示。

表 15-1　凝血功能

项目	日期									
	3月5日	3月6日	3月8日	3月11日	3月13日	3月19日	3月22日	3月25日	3月29日	4月7日
PT（s）	18.2	17.1	13.4	12.9	13.9	13.3	13.0	11.1	11.5	11.6
PTA（%）	54.0	55.0	82.0	87.0	73.0	77.0	79.0	106.0	100.0	110.0
INR	1.69	1.49	1.24	1.19	1.29	1.23	1.21	0.97	1.00	1.07
APTT（s）	36.9	38.2	37.0	35.5	34.4	32.9	34.4	32.9	32.2	32.9

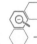

表 15-2 肝功能

项目	日期										
	3月6日	3月8日	3月11日	3月15日	3月19日	3月25日	3月29日	4月2日	4月7日	4月10日	4月22日
ALT（U/L）	68.6	44.8	40.1	41.8	50.2	62.4	61.2	61.6	43.4	42.8	42.0
AST（U/L）	86.8	63.4	64.7	85.9	98.6	125.2	117.8	112.9	81.1	79.3	58.2
TBIL（μmol/L）	274.9	256.3	243.0	207.0	185.4	155.3	122.8	116.6	76.3	78.4	57.3
DBIL（μmol/L）	230.0	207.6	198.3	173.0	152.9	131.6	104.3	98.4	66.9	66.4	47.9
ALB（g/L）	28.5	27.4	32.6	32.4	32.0	35.2	30.3	33.2	29.4	30.8	40.4
γ-GT（U/L）	95.1	68.7	66.5	70.0	89.2	162.5	195.9	265.3	300.0	327.9	493.7
ALP（U/L）	256.9	203.6	208.8	185.2	193.9	225.9	206.1	234.9	205.0	209.1	221.1
CHE（U/L）	3854	3555	3979	3211	3006	3444	3163	3524	3194	3651	5109
TBA（μmol/L）	295.0	258.1	277.9	260.7	220.8	203.0	147.0	117.9	133.0	61.9	24.0

表 15-3 感染指标

项目	日期										
	3月6日	3月8日	3月11日	3月15日	3月19日	3月25日	3月29日	4月2日	4月7日	4月10日	4月22日
WBC（×10⁹）	11.64	9.8	10.36	8.17	7.98	8.64	8.41	6.52	7.28	5.52	5.47
NE（%）	77.1	76.9	77.0	67.8	61.9	68.3	69.4	68.22	54.5	59.0	56.8
NE（×10⁹）	8.97	7.53	7.98	5.54	4.94	5.9	5.84	4.45	3.97	3.26	3.11
PCT（ng/mL）	0.85	0.62	0.66	0.48	0.46	0.57	0.53	0.45			
CRP（mg/mL）	22.4	20.6	36.6	41.8	37.9	34.6	30.6	27.5	16.5	14.6	7.0
IL-6（pg/mL）		23.53	39.39	48.74	17.07	15.87	17.48	12.65	10.26	7.18	

【诊断及诊断依据】

西医诊断：亚急性肝衰竭、戊型病毒性肝炎（急性黄疸型）、低蛋白血症、糜烂性胃炎、十二指肠球部溃疡、慢性胆囊炎急性发作。

诊断依据：患者为中年男性，隐匿起病，病程短。既往否认慢性肝病病史，否认长期大量饮酒史，否认输血史，否认可疑药物应用史，发病前有外出用餐史，此次发病以重度乏力、身黄、目黄、尿黄为主症。查体：全身皮肤黏膜及双侧巩膜重度黄染，右侧腹轻

笔记

压痛，未触及反跳痛，移动性浊音阴性，双下肢未见水肿。既往外院化验肝功能提示转氨酶轻度异常，TBIL 水平显著升高，戊型肝炎抗体 IgM、IgG 阳性；腹部彩超提示肝实质弥漫损伤，胆囊炎；胃镜提示糜烂性胃炎、十二指肠球部溃疡。结合病史，诊断戊型病毒性肝炎（急性黄疸型）、糜烂性胃炎、十二指肠球部溃疡成立。患者急性起病，重度乏力，2～6 周血清总胆红素水平大于 10 倍上限、INR ＞ 1.5，考虑存在亚急性肝衰竭。患者血 ALB 28.5 g/L，＜ 35 g/L，低蛋白血症诊断成立。患者血 WBC、NE%、PCT、CRP 水平明显升高，查体 Murphy 征阳性，考虑慢性胆囊炎急性发作。

中医诊断：黄疸，湿重于热。

中医辨证分析：湿遏热壅，胆汁不循常道，溢于肌肤，故身目色黄。湿邪内阻，清阳不得发越，故患者严重乏力，头身困重，脘腹痞满。湿困脾胃，浊邪不化，脾胃运化功能减退，则患者时有恶心欲吐，纳差，大便溏垢。湿重热轻，则舌苔厚腻微黄，脉弦滑。

【治疗经过】

1. 西医治疗

①基础治疗：卧床休息，密切监测病情、意识状态、生命体征及肝肾功能等指标变化，纠正电解质酸碱失衡，补充白蛋白治疗低蛋白血症。②给予静脉滴注异甘草酸镁保肝，丁二磺酸腺苷蛋氨酸退黄等。积极给予同型血浆补充凝血因子，抢救肝衰竭。③抗感染治疗：先给予头孢米诺、头孢哌酮钠舒巴坦钠抗感染治疗，效果不佳，后改为莫西沙星抗感染治疗，5 天后出现过敏性紫癜遂停用，动态观察感染指标逐渐恢复正常。

2. 中医治疗

治法：益气健脾利湿，清热凉血解毒。

方药：青皮10g，陈皮10g，茯苓15g，炒白术15g，山药15g，生薏苡仁15g，苏叶15g，香附10g，焦三仙各15g，旋覆花10g，代赭石20g，黄芪10g，党参15g，红景天6g，丹参30g，葛根30g，茵陈30g。

上方服10剂后，患者恶心、纳差等不适症状较前缓解。因着凉后出现发热，体温最高38.5℃，伴咳嗽、咳痰，痰黄量多，急则治其标，治以清肺化痰，拟方：金银花30g，连翘15g，荆芥15g，防风15g，鱼腥草30g，桑白皮15g，黄芩10g，苏子10g，炒莱菔子10g，陈皮15g，法半夏9g，茯苓15g，生白术15g，瓜蒌20g，川芎15g，蜜紫菀15g，款冬花15g，佛手15g。

上方服7剂后，患者体温恢复正常，咳嗽、咳痰症状缓解，身目发黄较前减轻，病情平稳。仍有明显乏力、食欲减退，舌苔仍厚腻，治以益气健脾利湿，拟方：黄芪10g，党参12g，炒白术12g，苍术12g，砂仁6g，茯苓12g，山药12g，生薏苡仁30g，藿香6g，焦三仙各15g，炙甘草6g。

上方服7剂后，患者乏力、纳差较前减轻，一般情况较前好转，身目颜色较前减轻不理想，考虑上方利湿力足，清热力弱，调整处方，加强清热利湿、芳香化湿之力，拟方：藿香10g，黄芩10g，炒苦杏仁10g，化橘红10g，生薏苡仁20g，豆蔻6g，荷叶10g，枳壳10g，紫苏10g，佛手10g，白茅根15g，旋覆花10g，生赭石15g，黄芪10g，红景天6g，茵陈30g。此方服用14剂后，患者身目色黄较前明显减退，乏力、纳差等症状基本消失。

【随访】

经治疗患者神志清楚，精神可，体温恢复正常，乏力较前明显改善，无特殊不适，食欲明显好转，进食量增多，睡眠可，尿稍黄、量正常，大便未见明显异常。查体：全身皮肤黏膜及双侧巩膜黄染较前明显减轻，腹部饱满柔软，全腹未触及明显压痛、反跳痛，移动性浊音阴性，Murphy 征阴性，双下肢未见明显水肿，病理征阴性。肝功能及感染指标基本恢复正常。

病例分析

　　患者既往无慢性肝病病史，否认长期大量饮酒史，起病前有频繁外出就餐史。起病时院外就诊曾发现少量胸腹水，但腹部彩超及腹部 MRI 均不支持肝硬化诊断，肝脏基础情况较好。戊型肝炎大多存在自限性，仍有 0.5% ～ 4% 的戊型肝炎会发展为急慢性肝衰竭，导致 0.5% ～ 3% 的总体死亡率。本病例起病急、病情重，重度乏力，血胆红素水平迅速升高，存在亚急性肝衰竭，经外院积极救治效果不佳，临床救治难度大，但其肝脏基础较好，也因戊型肝炎的自限性特点，考虑内科积极保肝、加强支持治疗，特别是及时、积极输注血浆补充凝血因子等治疗，仍有望改善肝功能，避免肝移植。

　　黄疸可见于多种疾病，临床首当辨明阴阳。一般阳黄病程较短，阴黄病程较长，急黄为阳黄之重症，应及时救治。阳黄热盛于湿者易退，湿盛于热者应防止其迁延转阴，缠绵难愈。黄疸湿重于热者，以茵陈五苓散合甘露消毒丹加减，前方以茵陈为主药，配以五苓散化气利湿，使湿从小便去。后方用黄芩等之苦寒清热燥湿，藿香、豆蔻、生薏苡仁芳香化浊。本例患者时有恶心，考虑中焦受阻、胃气上逆所致，合用旋覆代赭汤降逆和胃。旋覆代赭汤本为伤寒失治，发汗吐下而解，胃虚气逆作痞、噫气不除而设，其病机除胃虚痰阻外，还有中焦胃脘气机失调，而中焦气机失调，与肝密切相关。慢性肝病患者多因情志不畅、饮食失调、久病迁延等因素而致疾病反复或加重，变生诸证，常因木旺乘土或土虚木乘，肝胃不和致呕吐、呃逆、痞满等证，根据五行生克的理论，均可以抑强扶弱为治疗原则，疏肝健脾、补虚和胃降逆有所侧重，合用旋覆代赭汤。

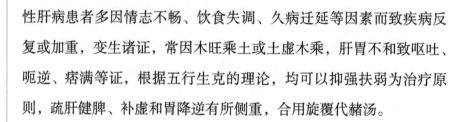

江宇泳教授病例点评

本病例的难点在于早期评估。对重症患者进行病情评估至关重要，直接影响医生对治疗决策的选择及结局的预判。应根据患者的临床资料进行综合判断，不能局限于单一指标，在积极给予内科综合治疗的同时，结合中医对"黄疸"的认识和辨治，从益气健脾利湿入手，加以清热凉血解毒，湿热之邪去，则黄疸消退。需注意的是，黄疸消退之后，有时并不意味着痊愈，仍需注意健脾疏肝等善后调理，以防迁延不愈。

【参考文献】

1. 张伯臾，董建华，周仲英 . 中医内科学 . 上海：上海科学技术出版社，1985：182-186.
2. 靳华 . 旋覆代赭汤在慢性肝病临床中的应用 . 中医药信息，2013，30（1）：35-37.

（孙乐 于浩 整理）

病例 16
急性黄疸型戊型病毒性肝炎

病历摘要

【基本信息】

患者，男性，57岁，主因"尿黄、乏力2周，目黄、皮肤发黄1天"入院。

现病史：患者入院前2周无明显诱因出现小便颜色发黄，浓茶色，量可，无尿急、尿频、尿痛，无腹胀、腹痛、腹泻，无明显目黄、皮肤发黄，体力、进食可，未重视。1周前出现乏力、纳差，轻度厌油，无恶心、呕吐，伴周身皮肤瘙痒明显，1天前被人发现目黄、皮肤黄，故来我院诊治，门诊以"黄疸原因待查"收入院。患者自发病以来，神志清楚，精神欠佳，纳差，进食量减至平日一半，眠差，小便黄，量可，大便正常，有陶土便，无发热，体重无著变。

笔记

流行病学史：患者 1 个月前曾外出旅游，多食海鲜类食物，无地方病疫区居住史，无传染病疫区生活史。

既往史：高血压 10 余年，最高血压 160/130 mmHg，现口服比索洛尔、氨氯地平贝那普利降压。否认冠心病、糖尿病病史。否认其他传染病病史。否认食物、药物过敏史。否认手术、外伤史。

个人史及婚育史：吸烟史 30 年，每日 1 包。否认饮酒史。已婚，配偶及子体健。

【体格检查】

体温 36.5 ℃，脉搏 65 次 / 分，呼吸 20 次 / 分，血压 116/75 mmHg，身高 175 cm，体重 78 kg，BMI 25.47 kg/m²。神志清楚，周身皮肤无出血点及瘀斑，有散在搔抓痕，以下肢为著，皮肤、巩膜重度黄染，肝掌阴性，蜘蛛痣阴性。双肺（－）。心率 65 次 / 分，心律齐。腹部平坦，全腹无压痛及反跳痛，肝、脾、胆囊未触及，Murphy 征阴性，肝区叩痛阴性，肝界正常，移动性浊音阴性。双下肢无水肿。生理反射存在，扑翼样震颤阴性，踝阵挛未引出。舌边尖红，苔薄黄，脉弦滑。

【辅助检查】

血常规：WBC 5.65×10^9/L，NE% 62.90%，MO% 10.60%，HGB 150.00 g/L，PLT 237.00×10^9/L。尿常规：BIL 35 μmol/L。CRP 14.0 mg/L。PCT 2.13 ng/mL。IL-6 20.04 pg/mL。LAC 1.55 mmol/L。肝功能：ALT 3533.9 U/L，AST 3724.0 U/L，TBIL 211.5 μmol/L，DBIL 174.3 μmol/L，TP 56.1 g/L，ALB 29.2 g/L，LDH 624.5 U/L，GGT 123.8 U/L，ALP 191.3 U/L，TBA 291.0 μmol/L。凝血功能：PT 18.20 秒，PTA 50.00%，INR 1.67，TT 16.7 秒，Fb 180.00 mg/dL，FDP 13.79 μg/mL，APTT 29.60 s，D- 二聚体 5.92 mg/L。抗 HEV-IgM

笔记

阳性。肿瘤系列、甲状腺功能、甲乙丙肝系列、EB 病毒、CMV、自身免疫性肝病均阴性。腹部超声：肝实质回声偏粗，肝内门管鞘系统回声增强，脾不大，未探及腹水，肝内外胆管无扩张。腹部 MRI：肝实质信号异常、门静脉周围间隙增宽、胆囊壁增厚、肛周淋巴结轻度肿大，提示肝脏急性炎症。

【诊断及诊断依据】

西医诊断：病毒性肝炎（急性、戊型）、淤胆性肝炎、低蛋白血症、高血压 2 级。

诊断依据：①病毒性肝炎（急性、戊型）：患者为中老年男性，既往无肝病史，此次急性起病，以黄疸起病，同时伴有厌油、纳差等消化道症状，否认饮酒史及特殊用药史，但患者 1 个月前因到海边城市旅游，有多次外出就餐，食海鲜类食物史，实验室检查提示肝功能指标呈急性升高，且伴胆红素升高明显，病因学检查示抗 HEV-IgM 阳性，甲乙丙肝系列、EB 病毒、CMV、自身免疫性肝病等均为阴性，腹部超声提示脾不大，肝内外胆管无扩张，腹部 MRI 提示肝脏急性炎症，综上支持此诊断。②淤胆性肝炎：该患者高黄疸持续时间较长（加之入院前 2 周病程，推算大于 3 周），且以直接胆红素为主，ALP、GGT 升高，具有"三分离"特点，即黄疸重而临床症状较轻、酶胆分离、黄疸与 PTA 分离，且患者同时具有梗阻性黄疸表现，皮肤瘙痒，大便颜色变浅，血清胆汁酸水平升高，超声排除肝内外胆管扩张，故支持此诊断。③低蛋白血症：化验提示白蛋白水平降低，考虑与患者近期进食差同时肝损伤较重有关。④高血压 2 级：根据既往病史诊断。

中医诊断：黄疸，肝胆湿热，瘀阻发黄。

中医辨证分析：患者饮食不洁，脾胃损伤，湿浊内生，郁而化

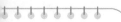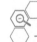
热，湿热交蒸，瘀滞肝胆，发为阳黄，可见目睛黄染，一身尽黄，色泽明亮；湿热阻滞中焦，可见纳差、腹胀、热灼津液，津液不能上承，可见口干口苦，不能润下，故大便偏干；湿热蕴于血分，瘀滞百脉，可见一身尽黄，两胁刺痛。结合舌边尖红，苔薄黄，脉弦滑，符合肝胆湿热、瘀阻发黄病机。

【治疗经过】

1. 西医治疗

入院后积极综合保肝、退黄、对症支持治疗。给予静脉滴注异甘草酸镁注射液保肝、还原型谷胱甘肽清除氧自由基、多烯磷脂酰胆碱稳定肝细胞膜；口服水飞蓟素胶囊保肝、大黄利胆胶囊利胆退黄、熊去氧胆酸胶囊治疗胆汁淤积、雷贝拉唑肠溶胶囊保护胃黏膜，静脉滴注同型血浆、人血清白蛋白补充白蛋白，维生素 K_1 补充脂溶性维生素。继续口服比索洛尔、氨氯地平贝那普利降压。

2. 中医治疗

治法：利湿退黄，理气活血。

方药：茵陈 30 g，茯苓 30 g，栀子 15 g，酒军 6 g，连翘 15 g，公英 10 g，丹参 15 g，赤芍 20 g，泽兰 15 g，车前子 15 g（包），焦三仙 45 g，青皮 10 g，陈皮 10 g，醋香附 10 g。7 剂，水煎服，日 1 剂。

二诊：1 周后患者黄疸较重，腹胀较前缓解，大便通畅，效不更方，继续服用上方。

三诊：2 周后患者黄疸较前消退，腹胀、胁痛症状消失，仍有轻度乏力，纳食较正常时偏少，尿黄，大便基本正常。故以清热利湿、调和肝脾为主。

方药：茵陈 15 g，茯苓 15 g，炒白术 20 g，党参 15 g，焦三仙 45 g，青皮 10 g，陈皮 10 g，山药 15 g，炒薏苡仁 15 g，醋香附 10 g，

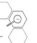

黄芪 30 g。7 剂，水煎服，日 1 剂。

患者经以上中西医积极保肝、退黄及支持治疗，乏力、纳差症状逐渐减轻，肝功能复查提示虽然胆红素水平在入院第 1 周有所上升，但转氨酶水平、白蛋白、PTA、INR、PCT 逐步恢复正常，入院 3 周后病情好转出院。住院期间主要化验指标变化如表 16-1、图 16-1 至图 16-6 所示。

表 16-1　住院期间主要化验结果变化

项目	日期							
	7 月 23 日	7 月 26 日	7 月 29 日	8 月 1 日	8 月 5 日	8 月 8 日	8 月 13 日	8 月 16 日
ALT（U/L）	3533.9	1784.7	778.1	396.0	148.4	90.5	59.3	41.2
AST（U/L）	3724.0	909.6	145.3	89.6	57.0	49.0	35.3	25.6
TBIL（μmol/L）	211.5	218.4	255.7	208.0	108.2	77.7	62.7	48.0
DBIL（μmol/L）	174.3	177.1	194.3	174.7	92.4	65.6	51.8	40.5
ALB（g/L）	29.2	32.1	35.2	35.5	36.8	38.2	38.6	42.1
GGT（U/L）	123.8	113.2	159.3	200.1	126.1	91.9	68.0	57.9
ALP（U/L）	101.3	100.9	119.5	130.8	120.1	109.2	95.1	81.4
TBA（μmol/L）	291.0	349.4	433.0	292.7	145.1	45.5	75.2	28.3
PTA（%）	50	56	89	125	106	125	127	129
INR	1.67	1.67	1.08	1.00	0.96	1.00	0.99	0.98
PCT（ng/mL）	2.13	1.94	1.07	0.53	< 0.05			
CRP（mg/L）	14.0		9.7					
IL-6（pg/mL）	20.04		9.99					

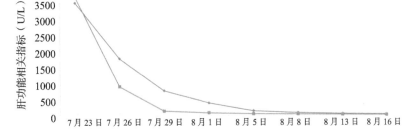

图 16-1　ALT、AST 住院期间变化

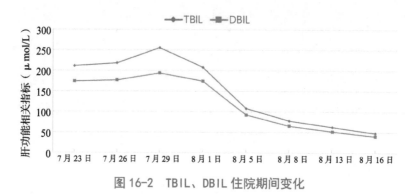

图 16-2 TBIL、DBIL 住院期间变化

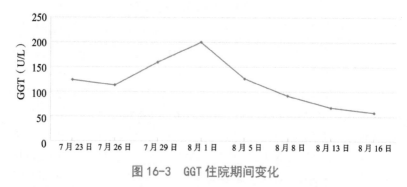

图 16-3 GGT 住院期间变化

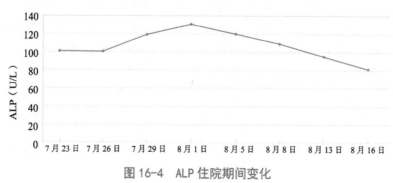

图 16-4 ALP 住院期间变化

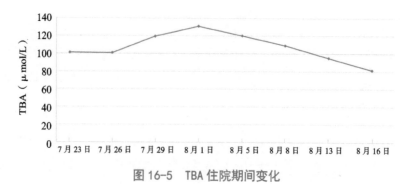

图 16-5 TBA 住院期间变化

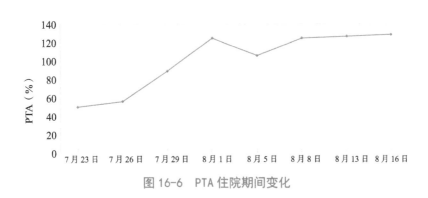

图16-6　PTA住院期间变化

【随访】

出院后门诊定期随访2个月，患者肝功能完全恢复正常，病情无反复。

病例分析

本患者为中年男性，1个月前有明确的多食海鲜史，以黄疸起病，同时伴有厌油、纳差等消化道症状，但患者平素体健，即使有不适症状也未在意，直至被发现黄疸入院，入院时化验提示肝功能明显异常，黄疸为重度，推算院外病程2周，黄疸上升速度也是非常快的，而且表现出皮肤瘙痒、陶土便等梗阻性黄疸的症状，并且入院后1周黄疸也呈现上升的趋势，入院后化验PTA 50%、INR 1.67均提示该患者肝损伤重，处于肝衰竭前期，需高度警惕进展至亚急性肝衰竭，后经住院期间积极综合保肝、退黄治疗及输注白蛋白、血浆、防治并发症等治疗，患者病情得到控制，PTA也在补充维生素K_1后上升且迅速恢复正常，整体治疗积极有效。同时该患者表现出淤胆性肝炎典型的"三分离"及梗阻性黄疸表现，影像学又排除了肝内外胆管扩张，这种情况在戊型肝炎感染的患者中是比较常见的，如果黄疸持续不退，又无激素禁忌，激素治疗也是非常有效的。

笔记

119

该患者入院时 PCT 水平明显升高，但血象正常，CRP、IL-6 水平仅轻度升高，无任何部位细菌感染征象，考虑 PCT 升高与肝脏急性炎症、高黄疸相关，继续监测 PCT 水平直至肝脏炎症恢复正常。

急性戊型病毒性肝炎在临床上是一种常见的病毒性肝炎，是由戊型肝炎病毒引起的以肝脏损害为主的急性传染病，该病毒经粪–口传播。戊型肝炎以急性黄疸型多见，但部分可表现为淤胆型肝炎和重型肝炎，特别是老年人和孕妇。患者出现高胆红素血症常提示肝细胞大量坏死、损伤，病情较重，而过高的胆红素反过来又可以干扰细胞代谢，刺激皮肤、神经，抑制心脏传导系统，在肾小管中形成胆栓而引起肾功能障碍。高胆红素血症的持续存在亦可发生广泛肝内泥沙样结石、胆汁性肝硬化等。本病例无特殊针对的治疗方法，强调早期卧床休息以及保肝、降酶、退黄等对症治疗，必要时可联合激素治疗。联合中医药治疗可有效缓解病情，改善临床症状。本病例就属于典型的戊型病毒感染引起的淤胆性肝炎，也表现出心率慢及肝衰竭前期的征象。

戊型病毒性肝炎急性黄疸型在祖国医学中可以归属于"黄疸"范畴。本病例发病急，黄疸重，辨病为"急黄"，湿热毒邪互结交蒸于脾胃，熏蒸肝胆，肝胆疏泄失司，胆汁不循常道外溢，治疗以清热利湿解毒为主，疏肝、利胆、健脾、和胃贯穿于整个治疗过程。清热解毒药中板蓝根、黄柏、连翘、蒲公英等可作首选。《金匮要略》云"诸病黄家，但利其小便"，故常用茵陈、金钱草、薏苡仁仁、茯苓之类，使清热与利湿得以统一。关幼波认为"治黄必治血，血行黄易却"，故方中加用活血药物，如丹参、赤芍等。且患者在急性感染期，多有恶心、呕吐、纳差等症状，可加用青陈皮、山药、焦三仙等理气健脾、顾护胃气，诸药同用，故取得满意疗效。

杨玉英教授病例点评

该病例为一典型的急性戊型病毒性肝炎病例，因未及时治疗，黄疸上升迅速，PTA、INR 明显异常，故入院初期诊断为肝衰竭前期，不能排除发展至亚急性肝衰竭的可能，后经入院后积极退黄、保肝、补充维生素 K_1、输注血浆及白蛋白对症支持、防治并发症等综合治疗，同时联合中医药治疗，有效地顿挫了病情，避免了发展到肝衰竭。另外该病例也加深了我们对急性淤胆性肝炎的认识，急性淤胆性肝炎的发病率一般不超过 5%，于病程第 2～3 周，逐渐出现淤胆性肝炎的典型临床表现，即"三分离"及梗阻性特征，多数预后良好，但部分可演变为肝衰竭，若黄疸持续不退，可转为慢性，甚至发展为胆汁性肝硬化。治疗上可采用中西医结合的方式，对于黄疸持续不退，又无激素禁忌的患者，激素治疗也是非常有效的，但此时应用激素的疗程不宜太长。

【参考文献】

1. 中华医学会传染病与寄生虫病学分会，肝病学分会.病毒性肝炎防治方案.中华肝脏病杂志，2000，8（6）：324-329.

2. 中华医学会感染病学分会肝衰竭与人工肝学组，中华医学会肝病学分会重型肝病与人工肝学组.肝衰竭诊治指南（2018 年版）.临床肝胆病杂志，2019，35（1）：38-44.

3. ZHAO Y M, LIU X H, LI W H, et al. Recent advances on hepatitis E. Chin J Exp Clin Infect Dis Electron Ed，2018，12（3）：216-220.

4. 卢锋，刘倩楠，王寿明，等.戊型肝炎临床特征研究.肝脏，2020，25（7）：762-764.

（冀晓敏　杨玉英　整理）

病例 17
慢乙肝合并急性戊肝病毒感染

📋 **病历摘要**

【基本信息】

患者，男性，29岁，主因"发现 HBsAg 阳性 10 余年，尿黄 4 周，肝功能异常 5 天"入院。

现病史：患者 10 余年前体检时发现 HbsAg 阳性，自诉肝功能正常，诊断为乙型肝炎病毒携带者，无乏力，无纳差，无肝区不适，未行治疗。患者经常在外就餐，4 周前出现小便黄，未予重视。入院 5 天前体检发现转氨酶升高，AST 1200 U/L，入院 1 天前至我院就诊，化验：甲丁戊肝系列：Anti-HEV-IgM 弱阳性反应，HBV-DNA 1.071×10^5 IU/mL；乙肝五项：HBsAg 56.08 IU/mL，HBeAg 377. 08 S/CO，AntiHBc 10.60 S/CO；肿瘤系列：AFP 16.14 ng/mL；

血生化全项：ALT 1573.8 U/L，AST 598.4 U/L，TBIL 35.8 μmol/L，DBIL 20.8 μmol/L，GGT 206. 8 U/L，ALP 129.3 U/L，TBA 239.7 μmol/L；PTA 115.00%；血常规：WBC 6.38×10^9/L，NE% 40.60%，HGB 172.00 g/L，PLT 238.0×10^9/L。患者肝功能明显异常，乏力，胁痛，无发热，无腹胀，纳可，无恶心、呕吐，为求系统诊疗门诊以"慢性乙型病毒性肝炎、急性戊型病毒性肝炎"收入我科。

家族史：母亲为乙肝患者。

既往史：平素身体健康。

个人史及流行病学史：2 周前曾外出就餐，进食烤串。否认吸烟、饮酒史。

【体格检查】

体温 36.5 ℃，脉搏 104 次 / 分，呼吸 21 次 / 分，血压 140/82 mmHg，身高 183 cm，体重 90 kg。全身皮肤黏膜颜色正常，无黄染，肝掌阳性，蜘蛛痣阴性，双侧巩膜无黄染。双肺呼吸音清，未闻及干湿啰音及胸膜摩擦音。心律齐，腹部平坦，腹部柔软，未触及液波震颤，振水音阴性，全腹无压痛及反跳痛，腹部未触及包块，肝、脾、胆囊未触及，Murphy 征阴性，麦氏点无压痛，双侧输尿管无压痛，腹部叩诊鼓音，移动性浊音阴性，肝区叩击痛阴性，双侧肾区无叩击痛，全腹部未闻及血管杂音。活动无受限，双下肢无水肿，踝阵挛阴性，扑翼样震颤阴性。舌淡苔薄，边有齿痕，脉弦细。

【辅助检查】

肝功能：ALT 1016.4 U/L，AST 306.6 U/L，TBIL 38.4 μmol/L，DBIL 22.0 μmol/L，GGT 189.7 U/L，TBA 217. 3 μmo1/L，Pre-A 111.7 mg/L，AFU 60. 6 U/L，HBV-DNA 2.08×10^5 IU/mL。肿瘤系列：AFP 16.49 ng/mL。电解质 + 肾功能 + 血糖 + 血氮：PHOS 1.52 mmo1/L，

UREA 3.62 mmol/L，CREA 71.3 μmol/L。血常规：WBC 5.63 × 10⁹/L，NE% 41.40%，PLT 227.0 × 10⁹/L，HGB 159.0 g/L，RBC 4.88 × 10¹²/L。乙肝五项：HBsAg 14.81 IU/mL，HBeAg 227.29 S/CO，AntiHBc 9.80 S/CO。HBV-DNA 1.07 × 10⁵ IU/mL。戊肝抗体 IgM 弱阳性反应。CMV-IgM 阴性。EB-IgM 阴性。丙肝病毒抗体：阴性。TORCH 检查系列八项：RV-IgG 61.45 IU/mL，CMV-IgG 257.800/mL，HSV1-IgG 3.74 COI。乙肝核心抗体 IgM：0.21 S/CO。抗中性粒细胞胞浆抗体谱：DANCA-IIP 阴性。凝血六项：PTA 100.00%。腹部彩超：肝实质回声偏粗，肝内高回声（血管瘤？）；胆囊壁毛糙，胆囊息肉样病变，门静脉、肝动脉、肝静脉、下腔静脉血流检查未见明显异常。腹部增强 MRI：肝 S7 强化灶，考虑为血管瘤；肝右叶小囊肿。

【诊断及诊断依据】

西医诊断：慢性乙型病毒性肝炎（重度）、急性戊型病毒性肝炎（非黄疸型）。

诊断依据：患者为青年男性，近期出现乏力、胁痛，化验肝功能明显异常，转氨酶重度升高，乙肝表面抗原阳性，乙肝病毒复制活跃，戊肝抗体弱阳性。结合病史、症状、化验结果，考虑为慢性乙型肝炎基础上合并急性戊型肝炎感染。患者有乙肝家族病史，母亲为乙肝患者，考虑乙型肝炎感染传播途径为母婴传播。近期曾有外出就餐情况，继而出现不适症状，戊肝感染途径考虑为粪 – 口传播。

中医诊断：胁痛，肝郁脾虚。

中医辨证分析：患者为青年男性，乙肝疫毒客体，迁延日久，耗伤正气，正气亏虚不能鼓邪外出，阻遏中焦，脾胃虚弱，健运失司，导致肝脾气机阻滞，继则由气及血，使血行不畅，脉络瘀阻，故见胁痛。水谷精微不能化生精血，不得正常濡养五脏、心神及肢体，故见乏力。舌淡苔薄，边有齿痕，脉弦细。四诊合参，本病属肝郁脾虚，病位在肝、脾，病性虚实夹杂。

【治疗经过】

1. 西医治疗

入院后明确乙肝病毒慢性感染合并戊型肝炎病毒急性感染，出现肝功能损伤，首先加用恩替卡韦抗病毒治疗，同时口服水飞蓟宾葡甲胺片、九味肝泰胶囊、八宝丹胶囊保肝、退黄。静脉滴注复方甘草酸苷抗感染、保肝，还原型谷胱甘肽清除氧自由基，多烯磷脂酰胆碱注射液保护肝细胞膜。经治疗患者乙肝病毒载量下降，肝功能好转。

2. 中医治疗

治法：疏肝健脾，活血止痛。

方药：柴胡疏肝散加味。柴胡 15 g，党参 15 g，黄芪 15 g，白术 15 g，茯苓 15 g，陈皮 10 g，青皮 10 g，川芎 15 g，郁金 15 g，当归 15 g，枳壳 15 g，丹参 15 g，桃仁 15 g，红花 10 g。水煎服，150 mL，每日 2 次。

连续服用 10 天后复查肝功能：ALT 114.6 U/L，DBIL 8.9 μmol/L，GGT 174.3 U/L，TBA 176.5 μmol/L，AST 37.3 U/L，TBIL 13.2 μmol/L；乙肝表面系列：HBsAg 1.79 IU/mL，AntiHBs 17.76 mIU/mL；乙肝 e 系列：HBeAg 12.19 S/CO，AntiHBe 0.75 S/CO。患者好转出院。

【随访】

后期门诊定期复查，肝功能稳定，2 个月后化验 Anti-HEV-IgM 阴性反应，HBV-DNA ＜ 20 IU/mL，患者继续服用恩替卡韦抗病毒治疗。

病例分析

　　患者为青年男性，有乙肝家族史，母亲为乙型肝炎患者，考虑传播途径为母婴传播。既往患者处于免疫耐受期，无肝功能异常及临床不适症状。近期外出就餐，经粪－口传播途径急性感染戊型肝炎，同时也诱发乙型肝炎病毒活动，进入乙肝免疫清除期。此时为抗病毒最佳时机，故及时加用恩替卡韦抗病毒治疗，同时加强保肝、退黄治疗，中药疏肝健脾改善临床症状。因患者仅表现为肝脏炎症，无肝衰竭倾向，故病情恢复顺利，经上述治疗平稳恢复后出院，后继续巩固抗病毒治疗。

王宪波教授病例点评

　　关于慢性乙型肝炎重叠感染戊型肝炎的预后研究已经有很多报道，重叠感染的结果往往比单一感染戊型肝炎或乙型肝炎的结果更严重，同时乙型肝炎携带者相比其他人更容易感染戊型肝炎。此患者仅表现为肝脏炎症反应，与第一时间积极加用核苷酸抗病毒治疗关系密切，同时加用中医疏肝健脾、活血止痛治疗，使肝气得疏，脾气得健，则气血调和，改善胁痛、乏力症状，从现代研究角度讲是改善肝脏血流，有助于肝功能的恢复。

【参考文献】

1. KILONZO S B, WANG Y L, JIANG Q Q, et al. Superinfective hepatitis E virus infection aggravates hepatocytes injury in chronic hepatitis B. Curr Med Sci, 2019, 39（5）：719-726.

笔记

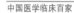

2. LIU L，XIAO D，YU J H，et al. Clinical course of sporadic acute hepatitis E in a hepatitis B virus endemic region. Int J Infect Dis，2018，70（2）：107-114.

3. 刘振球，左佳鹭，严琼，等 . 我国 2004-2014 年戊型肝炎流行的时空特征及趋势分析 . 中华流行病学杂志，2017，38（10）：1380-1385.

4. 黎芬芬，邓鑫，文彬 . 病毒性肝炎预后相关因素的研究进展 . 辽宁中医杂志，2016，43（3）：666-668.

（李斌　周桂琴　整理）

病例 18
急性乙肝、戊肝病毒重叠感染

病历摘要

【基本信息】

患者，女性，47 岁，主因"肝区不适伴尿黄 1 周，身黄、目黄 4 天"入院。

现病史：患者入院 1 周前饮食不洁后出现畏寒、发热，自测体温 38 ℃，伴全身酸痛、纳差，无恶心、呕吐，无腹痛、腹泻，自服安宫牛黄丸、感冒清热颗粒后退热，渐出现肝区不适，乏力，小便颜色深黄，后自行服用雷贝拉唑、肠胃康 2 粒，每日 3 次，共服用 4 天。入院 4 天前出现身黄、目黄，进行性加重。于当地医院查肝功能：ALT 3305 U/L，AST 1807 U/L，TP 61.9 g/L，ALB 36.8 g/L，TBIL 163 μmol/L，DBIL 127.5 μmol/L，IBIL 35.5 μmol/L，ALP 264 U/L，

GGT 300 U/L。血常规：WBC 7.02×10^9/L，RBC 5.61×10^{12}/L，HGB 163 g/L，PLT 187×10^9/L。CRP 34.78 mg/L。腹部 CT：脂肪肝、肝内点状钙化。为求进一步诊治，遂来我院急诊，查肝功能：ALT 2925 U/L，AST 1661.5 U/L，TP 65.9 g/L，ALB 37.2 g/L，TBIL 158.1 μmol/L，DBIL 136.8 μmol/L。CRP 10.8 mg/L。腹部彩超：肝脾胰肾未见明显异常，餐后胆囊。急诊以"肝功能异常"收入我科。

家族史：否认家族遗传病及传染病病史。

既往史：脂肪肝病史 2 年，未治疗。否认冠心病病史。否认其他传染病病史。否认食物、药物过敏史。1997 年行剖宫产术。

个人史及婚育史：无传染病疫区生活史。否认吸烟史、饮酒史。已婚，育有 1 女，配偶及女儿体健。

【体格检查】

体温 36.7 ℃，脉搏 111 次 / 分，呼吸 18 次 / 分，血压 123/99 mmHg。神志清楚，全身皮肤黏膜重度黄染，肝掌阴性，蜘蛛痣阴性。双肺呼吸音清，未闻及干湿啰音及胸膜摩擦音。心率 111 次 / 分，心律齐。腹部平坦，腹部无压痛、反跳痛，肝、脾、胆囊未触及，Murphy 征阴性，肝区叩痛阳性。移动性浊音阴性。双下肢无水肿。胁肋胀满疼痛，口干口苦，纳差，乏力，无发热、腹痛、腹泻，小便浓茶色，大便干，眠欠安。舌红苔黄腻，脉弦数。

【辅助检查】

血生化：ALT 2369.8 U/L，AST 862.5 U/L，TBIL 167.1 μmol/L，DBIL 149.1 μmol/L，TP 61.6 g/L，ALB 37.0 g/L，GGT 281.2 U/L，ALP 213.5 U/L，TBA 331.4 μmol/L，CRP 33.2 mg/L，URCA 105.0 μmol/L，GLU 14.07 mmol/L。凝血六项：PT 13.90 秒，INR 1.21，TT 17.0 秒，APTT 36.90 秒。血常规：WBC 7.25×10^9/L，RBC 5.28×10^{12}/L，HGB

152.8 g/L，PLT 190.1 × 10⁹/L。乙肝系列：HBsAg（＋），HBsAb（－），HBeAg（－），HBeAb（＋），HBcAb（＋）。甲丁戊肝系列：Anti-HAV-IgM 阴性，HDV-Ag 阴性，Anti-HDV-IgG 阴性，Anti-HDV-IgM 阴性，Anti-HEV-IgM 弱阳性。丙肝抗体（－）。HBV-DNA $2.04 × 10^3$ IU/mL。乙肝核心抗体 IgM：32 S/CO。套氏系列八项：阴性。自身免疫性肝病：阴性。肿瘤系列：正常。腹部增强 CT：肝内钙化灶；肾、输尿管、膀胱未见明显异常。彩超提示肝脏形态、大小正常。

【诊断及诊断依据】

西医诊断：急性戊型病毒性肝炎黄疸型、急性乙型病毒性肝炎、胆汁淤积性肝病。

诊断依据：患者发病前有不洁饮食情况，继而出现乏力、纳差、口干口苦、小便黄症状。化验肝功能明显异常，转氨酶、胆红素重度升高，戊肝抗体弱阳性，乙肝表面抗原阳性，乙肝核心抗体 IgM 明显升高，乙肝病毒定量 $2.04 × 10^3$ IU/mL。彩超提示肝脏形态、大小正常。结合患者化验结果、症状、体征，考虑为乙型、戊型病毒性肝炎重叠感染。目前凝血功能正常，胆红素升高为胆汁淤积表现。

中医诊断：黄疸，湿热内蕴。

中医辨证分析：患者为中年女性，饮食不洁，疫毒由口而入。毒性湿热，逼迫胆汁不循常道，上泛睛目，外溢肌肤，下注膀胱，故见身目黄染、小便黄。湿热毒邪阻滞气机，气血不畅，脉络瘀阻，故见胁肋胀满疼痛。湿邪内阻，清阳不得发越，故见乏力。湿热之邪扰乱心神，则见心烦不得眠。湿热蕴结，肝胆热盛，故舌红苔黄腻，脉弦数。四诊合参，本病属湿热内蕴，病位在肝胆，病性属实。

【治疗经过】

1. 西医治疗

静脉滴注复方甘草酸苷、还原型谷胱甘肽及多烯磷脂酰胆碱保肝，口服水飞蓟宾提高肝微粒体酶活性、双环醇保肝降酶、枯草杆菌二联活菌肠溶胶囊调节肠道菌群、茵栀黄胶囊退黄。

2. 中医治疗

治法：清热化湿，养血安神。

方药：茵陈蒿汤加味。茵陈 30 g，垂盆草 30 g，白术 15 g，茯苓 15 g，升麻 15 g，白芍 15 g，川芎 15 g，丹参 15 g，百合 30 g，生地 15 g，枣仁 30 g。每次 150 mL 煎服，每日 2 次。

服用 11 天后复查肝功能：ALT 82.6 U/L，AST 49.3 U/L，TBIL 13.3 μmol/L，DBIL 36.9 μmol/L，ALB 39.1 g/L，GGT 137.9 U/L，ALP 106.1 U/L，TBA 20.7 μmol/L。患者病情好转出院，继续服用中草药巩固治疗。

【随访】

出院 2 周后门诊复查肝功能正常，HBsAg（-），HBsAb（+），停用药物治疗。2 个月后复查 Anti-HEV-IgM 阴性。

病例分析

本病例特点为乙型肝炎、戊型肝炎重叠急性感染，重点在于警惕病情出现肝衰竭情况。患者临床症状明显，出现明显的黄疸、乏力及消化道症状，需高度警惕肝衰竭倾向。故在西医保肝、退黄治疗的同时，加用中医药治疗，对病情的恢复大有帮助。中医角度讲黄疸由湿热疫毒感染导致，所以治疗中加大茵陈用量，使得清热解

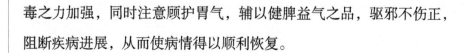

毒之力加强，同时注意顾护胃气，辅以健脾益气之品，驱邪不伤正，阻断疾病进展，从而使病情得以顺利恢复。

王宪波教授病例点评

在我国乙肝和戊肝重叠感染常有报道，重叠感染后肝衰竭的发生率和病死率均明显增高。故临床上对于乙肝、戊肝重叠感染患者需高度重视，警惕肝衰竭的发生。对于此类患者，中医药治疗的加入，有助于病情恢复。此患者因饮食不洁出现病毒感染，故对于健康人群，应建议接种乙肝、戊肝疫苗，预防乙肝和戊肝的重叠感染，以免造成不良预后的发生。

【参考文献】

1. KILONZO S B, WANG Y L, JIANG Q Q, et al. Superinfective hepatitis E virus infection aggravates hepatocytes injury in chronic hepatitis B. Curr Med Sci, 2019, 39 (5): 719-726.

2. LIU L, XIAO D, YU J H, et al. Clinical course of sporadic acute hepatitis E in a hepatitis B virus endemic region. Int J Infect Dis, 2018, 70 (2): 107-114.

3. SEDHOM D, D' SOUZA M, JOHN E, et al. Viral hepatitis and acute liver failure: still a problem. Clin Liver Dis, 2018, 22 (2): 289-300.

4. 周昇，张志将，袁占鹏，等. 安陆市居民戊肝的知识、态度和行为现状调查. 中国循证医学杂志，2020，20 (8): 923-929.

（李斌　周桂琴　整理）

病例 19
活血化瘀法治疗难治性黄疸

病历摘要

【基本信息】

患者，男性，57岁，主因"目黄、尿黄1周"入院。

现病史：患者1周前无明显诱因出现目黄、尿黄，伴乏力、纳差、反酸、烧心等症状，到顺义某医院就诊，给考虑胃炎，予"黄葵胶囊及保护胃黏膜药物"等治疗，症状无明显好转。入院前1天到我院消化门诊就诊，查肝功能：ALT 34.9 U/L，AST 36.5 U/L，TBIL 267.3 μmol/L，DBIL 208.7 μmol/L，GGT 107.4 U/L，PTA 96.00%。腹部超声诊断意见：肝弥漫性病变，胆囊未显示，左肾囊肿，肝功能明显异常。给予甘草酸二铵肠溶胶囊、水飞蓟宾胶囊、八宝丹胶囊等抗感染、保肝治疗。患者为求进一步诊治，门诊以"胆汁淤积性肝

133

炎"收入我科。患者自发病以来，食欲差、厌油腻、恶心、未吐，尿黄、目黄，曾有灰白便，周身瘙痒，夜间睡眠差。体重无明显变化。

家族史：父亲因"心肌梗死"去世，母亲因"直肠癌"去世。否认家族中有类似病患者。

既往史：平素体健，无肝炎及胆囊炎病史。饮酒 30 年，每日饮酒量（折合乙醇）约 20 g。无毒物接触史。对磺胺类药物过敏。既往于中医院诊断左下肢皮炎，入院前 9 天曾口服中药治疗 1 天，药方为炒苍术 10 g，白鲜皮 10 g，煅磁石 30 g，赤芍 15 g，丹参 15 g，黄芩 10 g，党参 10 g，地骨皮 15 g，大青叶 15 g，麸炒僵蚕 6 g，云茯苓 10 g，干姜 6 g，栀子 6 g，牡丹皮 15 g，青蒿 10 g，生地 15 g，生甘草 6 g，乌梅 10 g。

【体格检查】

体温 36.5 ℃，脉搏 78 次 / 分，呼吸 20 次 / 分，血压 120/70 mmHg。神志清楚，发育良好，皮肤、巩膜重度黄染，肝掌、蜘蛛痣阴性。心肺听诊无异常。腹部平坦，无压痛，肝脾肋下未触及。移动性浊音阴性。肠鸣音 3 次 / 分。双下肢无水肿。扑翼样震颤阴性。舌红苔薄黄，脉弦数。

【辅助检查】

病毒学检测、自身免疫性抗体检测均为阴性。铜代谢、铁代谢均正常，基因检测阴性。肿瘤标志物均正常。肝功能：ALT 24.6 U/L，AST 25.4 U/L，TBIL 284.1 μmol/L，DBIL 220.7 μmol/L，ALB 35.6 g/L，A/G 1.1，GGT 77.6 U/L，ALP 210.3 U/L，TBA 218.6 μmol/L。电解质、肾功能均正常。凝血功能正常。血常规：WBC 6.65×10^9/L，NE% 60.60%，NE 4.03×10^9/L，LY% 15.30%，PLT 329.0×10^9/L，RBC 4.98×10^{12}/L，HGB 151.0 g/L。腹部增强 CT：胆总管下端异常强化小结节，建议 ERCP 进一步检查；胆囊结石。MRCP：胆囊结石，胆道未见扩张及狭窄；肝脏左叶变小，肝裂旁可见 T_2WI 高、T_1WI 低信号斑片影。电子胃镜检

查：食管静脉曲张（轻度）、慢性非萎缩性胃炎、十二指肠球炎、十二指肠降部多发溃疡 A1 期、十二指肠降部黏膜隆起（建议治疗后复查）。

【诊断及诊断依据】

西医诊断：胆汁淤积性肝炎、药物性肝损害不除外、酒精性肝炎、肝硬化不除外、食管静脉曲张（轻度）、慢性非萎缩性胃炎、十二指肠球炎、十二指肠降部多发溃疡、胆囊结石。

诊断依据：①胆汁淤积性肝炎：患者为老年男性，既往无病毒性肝炎病史，此次急性起病，病程 1 周，有目黄、尿黄、乏力、纳差、恶心、呕吐、厌油腻、周身瘙痒等症状，查体见全身皮肤黏膜及双侧巩膜重度黄染。化验结果提示胆红素显著升高，以直接胆红素升高为主，ALP 超过 1.5×ULN，且 GGT 超过 3×ULN，腹部影像学检查未见肝内外胆管狭窄。结合患者病史、症状及检查结果，胆汁淤积性肝炎诊断明确。患者此次起病前曾因皮炎接受短期中药治疗，不排除药物性肝损害。②酒精性肝炎、肝硬化不除外：患者为老年男性，饮酒 30 年，每日饮酒量折合乙醇约 20 g，此次以消化道症状起病，出现重度肝损害，以胆红素升高及 GGT 升高为主，胃镜可见食管静脉曲张，查体提示慢肝征可疑阳性，全身皮肤黏膜及双侧巩膜重度黄染。化验结果排除病毒性肝炎。患者诊断酒精性肝炎明确，且目前有门静脉高压表现，酒精性肝硬化不除外。③食管静脉曲张（轻度）、慢性非萎缩性胃炎、十二指肠球炎、十二指肠降部多发溃疡：结合患者胃镜检查明确诊断。④胆囊结石：结合患者腹部 CT 及腹部彩超明确诊断。

中医诊断：黄疸（阳黄），湿重于热。

中医辨证分析：本例患者目黄、身黄，伴头重身困、食欲减退、厌油腻、恶心、呕吐、腹胀等，属于中医黄疸的范畴。患者平素过食酒热甘肥，本次因药毒及疫毒侵袭机体，由于湿遏热壅，胆汁不循常道，溢于肌肤，故身目色黄。湿邪内阻，清阳不得发越则头重身困。食欲减退、厌油腻、恶心、呕吐、腹胀乃湿困脾胃，浊邪不化，脾胃运化功能减退所致。湿热流注下焦，膀胱气化不利则小便少而色黄。舌苔厚腻微黄、脉濡数为湿重热轻表现。四诊合参，本病病位在肝脾，病性属实，辨证为湿重于热证。

【治疗经过】

1. 西医治疗

早期卧床休息、病情好转后，每日轻度活动，以不感疲劳为度，随病情好转可逐渐增加活动量。急性期以低脂肪、高维生素饮食，同时加用多种维生素。监测三大常规、肝功能（图 19-1）、凝血酶原活动度及病情变化，警惕出现肝衰竭。药物治疗：静脉滴注复方甘草酸苷、还原型谷胱甘肽、注射用丁二磺酸腺苷蛋氨酸，口服熊去氧胆酸胶囊。

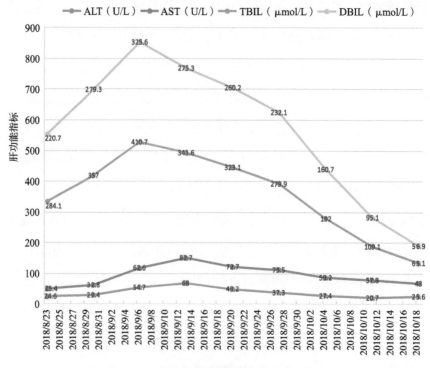

图 19-1　肝功能变化

2. 中医治疗

一诊（2018 年 9 月 12 日）：患者神志清楚，精神不振，体温正常，身目俱黄，黄色鲜明，头重身困，食欲减退、厌油腻、恶心、呕吐、腹胀，尿色黄，大便通畅，曾有灰白便，周身瘙痒，夜间睡眠差，舌苔厚腻微黄，脉濡数。

治法：清热利湿，健脾化浊。

方药：茵陈五苓散加减。茵陈 45 g，茯苓 15 g，泽泻 15 g，猪苓 10 g，桂枝 6 g，白术 15 g，赶黄草 6 g。14 剂，水煎服，日 1 剂，分早晚 2 次服用。

二诊（2018 年 9 月 26 日）：患者神志清楚，精神不振，身目俱黄，颜色晦暗，胸胁刺痛，食欲较前好转，无恶心、呕吐，周身瘙痒明显、腹胀，尿色黄，大便通畅，无灰白便，夜间睡眠差，舌有紫斑，脉弦涩。

治法：活血化瘀，化痰散结，利胆通络。

方药：瘀胆汤加减。丹参 30 g，瓜蒌 30 g，赤芍 150 g，三棱 45 g，莪术 45 g，燀桃仁 45 g，红花 45 g，当归 30 g，白茅根 20 g，黄芩 15 g，炙黄芪 30 g，葛根 30 g，赶黄草 6 g。10 剂，水煎服，日 1 剂，分早晚 2 次服用。

三诊（2018 年 10 月 5 日）：患者黄疸继续消退，食欲明显好转，无恶心、呕吐，偶有乏力不适，尿黄，大便正常，夜间睡眠好转，舌暗，脉弦细。10 月 4 日复查肝功能：ALT 27.4 U/L，AST 59.2 U/L，TBIL 192 μmol/L，DBIL 160.7 μmol/L，TP 54.8 g/L，ALB 26.8 g/L，GGT 186.4 U/L，TBA 180 μmol/L。

治法：活血化瘀，益气健脾。

方药：上方将赤芍减量至 90 g，以防后期寒凉之品害脾胃，加用党参 12 g，白术 15 g，茯苓 15 g，水煎服，日 1 剂，分早晚 2 次服用。

【随访】

2018 年 11 月 14 日患者复查肝功能恢复正常。定期随诊，肝功能均正常。

病例分析

该患者既往无肝炎病史，此次急性起病，以黄疸升高为主，伴有皮肤瘙痒、灰白便表现，考虑胆汁淤积。胆汁淤积是由胆汁生成障碍和（或）胆汁流动障碍所致的一组疾病共同的临床症状。临床中可以由肝外因素及肝内因素造成。肝外因素包括胆总管病变（胆总管结石、化脓性胆管炎、胆管寄生虫病、胆总管囊肿、先天性肝外胆管闭锁、胆管癌、原发性硬化性胆管炎、IgG4 相关性胆管炎）、外压性病变（胰腺癌、慢性胰腺炎、胰腺囊肿、壶腹癌、肝门淋巴结肿大）。肝内因素包括获得性疾病（病毒性肝炎、药物性肝炎、酒精性肝炎、感染性胆汁淤积、手术后胆汁淤积）、免疫性肝病（自身免疫性肝炎、原发性胆汁性肝硬化、移植物抗宿主病）、浸润性疾病（淀粉样变性、结节病、糖原贮积症、移植性肿瘤）、遗传代谢性疾病（Wilson 病、血色病、卟啉病、α1- 抗胰蛋白酶缺乏症、炎性复发性肝内胆汁淤积、进行性家族性肝内胆汁淤积、Gilbert 综合征、Dubin-Johnson 综合征）。该患者入院后完善相关检查进一步排除了肝外因素造成的胆汁淤积，也排除了病毒性肝炎、免疫性肝病及遗传代谢性肝病，结合患者用药史，进行药物性肝炎 RUCAM 评分为 6 分，考虑药物性肝炎可能性大。患者在治疗过程中，出现胆红素居高不下，面对这种治疗困境，进一步分析患者可能引起胆红素升高的原因：患者无感染相关证据，排除感染相关造成的胆红素升高；患者一般状况良好，PTA 正常，无肝衰竭表现，仍考虑患者胆红素升高为胆汁淤积的表现。临床中可以考虑激素治疗，但该患者胃镜提示有明显十二指肠溃疡，存在激素治疗相对禁忌证。因此，该患者开始逐步中药治疗。

从中医的角度说，本病属于中医"黄疸"范畴，其根本病机是痰湿瘀结，肝胆络脉阻滞。患者平素过食酒热甘肥，脾胃损伤、湿浊内生、痰湿瘀结、湿遏热壅，胆汁不循常道，溢于肌肤，则表现为身目俱黄；湿邪内阻，清阳不得发越，则出现头重身困；脾胃运化功能减退出现食欲减退、恶心呕吐；湿热流注下焦，膀胱气化不利则出现尿黄。考虑患者存在药物性肝炎可能性大，一诊时"投石问路"，给予茵陈五苓散治疗，患者病情无加重，且出现转机，胆红素开始下降。二诊考虑患者黄疸日久，痰湿瘀结，肝胆脉络阻滞，因此给予活血化瘀、化痰散结、利胆通络之品，患者胆红素犹如破竹之势，迅速下降。三诊时考虑患者黄疸持续时间长，早期湿热与痰瘀蕴结，胆汁犯溢，后期正气减损，因此加入补气健脾之品，以扶正达邪。

🩺 江宇泳教授病例点评

胆汁淤积性肝炎主要以肝内胆汁淤积为特征，较常见的有病毒性、药物性、酒精中毒性、妊娠性、复发性等淤胆型肝炎，本病具有黄疸持续时间较长，常伴有皮肤瘙痒、大便色白、血清胆红素升高（以直接胆红素升高为主）等特征。此患者长期饮酒，有慢性肝病、酒精性肝炎基础，此次发病前曾有服药史，伴有药物因素引发的淤积性肝炎可能性大。胆汁淤积性肝炎的病机特点为痰湿瘀结，肝胆络脉阻滞。本病初期多属阳黄，多为湿热与痰瘀蕴结，胆汁犯溢，后期多属阴黄，为寒湿痰瘀胶结，正气渐损。治疗方面，常在黄疸病辨证施治的基础上，加入活血化瘀、化痰散结、利胆通络之品。活血化瘀药物如赤芍、桃仁、莪术、丹参、虎杖、当归等，化痰散结药物如法半夏、橘红、莱菔子、胆南星、苍术等，利胆通络药物如郁金、金钱草、芒硝、山楂等。此外，黄疸日久不退，只要热象不显著，可酌情加桂枝、干姜、附子等温通之品，有助于化痰湿，通胆络，退黄疸。正虚者，可加入补气健脾、养肝益肾药物，以达到扶正祛邪的功效。

【参考文献】

1. 于乐成，茅益民，陈成伟. 药物性肝损伤诊治指南. 临床肝脏病杂志，2015，31（11）：1752-1769.

2. 杨涤，孙凤霞，郜桂菊，等. 淤胆汤治疗急性淤胆型肝炎疗效观察. 中国肝脏病杂志（电子版），2013（3）：9-11.

3. 朱云，汪承柏. 汪承柏诊治黄疸思路与方法. 中医杂志，2012，53（18）：1546-1547.

（侯艺鑫　江宇泳　整理）

病例 20
发热、咽痛合并肝损伤、EB 病毒感染

病历摘要

【基本信息】

患者，男性，31岁，主因"发热12天，上腹部不适1周"入院。

现病史：患者12天前无明显诱因出现发热，体温最高达38.5 ℃，伴有畏寒、咽痛、鼻塞等不适。自行服用布洛芬、泰诺等退热药物治疗。3天前最高体温38 ℃，仍伴乏力、纳差、畏寒、寒战。近2天发热已退。1天前于外院就诊，化验肝功能：ALT 633 U/L，AST 479 U/L，TBIL 13.9 μmol/L。血常规：WBC 12.75×10^9/L，NE% 13.36%，LY% 78.01%，HGB 152 g/L，PLT 171×10^9/L。为求进一步诊治，门诊以"肝功能异常"收入我院。

笔记

流行病学史：否认肝炎患者接触史，否认经常在外就餐史。无地方病或传染病疫区生活史。否认输血及应用血制品史。

既往史：否认冠心病、高血压、糖尿病及其他重大内科疾病病史。否认药物及食物过敏史。否认外伤、手术史。

个人史及婚育史：吸烟史10年，每日1盒。偶尔饮酒。已婚。

【体格检查】

体温36.3℃，脉搏116次/分，呼吸19次/分，血压113/86 mmHg。神志清楚，咽部充血，双侧扁桃体Ⅱ度肿大，左侧扁桃体见脓性分泌物。皮肤黏膜无明显黄染，肝掌阴性，蜘蛛痣阴性，双眼巩膜无黄染。双肺呼吸音清。心率116次/分，心律齐。腹部饱满，未触及压痛，无反跳痛，肝脾肋下未触及，肝区叩击痛阴性。移动性浊音阴性，双下肢无水肿。舌红苔黄，脉洪数。

【辅助检查】

肝功能：ALT 711.4 U/L，AST 596.3 U/L，TBIL 12.9 μmol/L，DBIL 6.3 μmol/L，ALB 43.1 g/L，GLO 29.2 g/L。CRP 8.3 mg/L。AFP 2.9 ng/mL。CREA 69.4 μmol/L。PCT 0.05 ng/mL，IL-6 5.04 pg/mL。凝血功能：PT 13.6秒，INR 1.26。血常规：WBC 10.76×10^9/L，NE% 16.94%，LY% 77.01%，HGB 150 g/L，PLT 159×10^9/L。异常淋巴细胞比例15%。甲乙丙丁戊肝系列：阴性。EB-IgM弱阳性，CMV-IgM阴性。特种蛋白：IgG 12.1 g/L，IgA 3.32 g/L，IgM 0.94 g/L。EBV-DNA：1.71×10^4 copies/mL。腹部超声：脾大。

【诊断及诊断依据】

西医诊断：传染性单核细胞增多症、EB病毒肝炎。

诊断依据：入院后初步诊断肝功能异常待查。结合患者发热、咽峡炎、肝功能异常、血象升高、异常淋巴细胞显著增高及EB

病毒抗体与核酸结果，诊断传染性单核细胞增多症、EB 病毒肝炎成立。

中医诊断：咽痛，阴虚火旺。

中医辨证分析：咽喉为诸经行聚之所，故感受外邪，病变反映于咽喉。患者素体阴虚，毒热之邪内侵，热证气血壅滞，燔灼咽喉，耗伤津液，导致咽部疼痛，咽喉干燥，咽部化脓，口渴欲饮。大便干，小便黄，亦为燥热引起。舌红苔黄，脉洪数，四诊合参，本病辨证为阴虚火旺之证。

【治疗过程】

1. 西医治疗

入院明确病情后，给予治疗措施：①抗感染保肝降酶治疗：复方甘草酸苷、还原型谷胱甘肽、多烯磷脂酰胆碱等力求减轻肝脏炎症，降低转氨酶，为肝细胞修复创造环境。②抗 EB 病毒治疗：更昔洛韦静脉滴注。

2. 中医治疗

治法：滋阴清热，解毒利咽。

方药：生地 15 g，丹参 10 g，麦冬 15 g，黄芩 10 g，板蓝根 15 g，白芍 10 g，丹皮 10 g，蝉蜕 6 g，薄荷 6 g，甘草 6 g，桔梗 6 g，浙贝 6 g。每日 2 次，每次 1 剂。

经治疗，患者肝功能逐渐恢复。ALT 40.1 U/L，AST 28.6 U/L，TBIL 9.3 μmol/L，符合出院标准。

【随访】

出院后更昔洛韦改为口服继用 1 周。出院 2 周后来院复查肝功能、血常规均正常。

病例分析

　　传染性单核细胞增多症是由 EB 病毒感染引起的一种传染病。多经口传播。典型特征包括发热、咽炎、淋巴结肿大、肝脾肿大，化脓，外周血淋巴细胞比例升高，异型淋巴细胞增多。部分患者可出现肝功能异常。改变多呈自限性，极少数患者发生慢性活动性 EB 病毒感染。

　　患者为青年男性，因发热、乏力、纳差、肝功能异常入院，不能排除病毒性肝炎。但化验病毒性肝炎病原学标志物结果为阴性，不支持嗜肝病毒感染。

　　患者发热、咽痛、血象水平升高、淋巴细胞比例显著升高、EB 病毒 IgM 抗体弱阳性、EBV-DNA 1.71×10^4 copies/mL，符合传染性单核细胞增多症、EB 病毒肝炎诊断标准。故停用抗生素，改为更昔洛韦抗病毒治疗。经规范抗感染保肝及抗 EB 病毒治疗后，患者肝功能恢复正常，顺利出院。

王宪波教授病例点评

　　传染性单核细胞增多症多见于青少年。本病例即为青年患者，急性起病，发病初期症状如发热、畏寒、乏力、纳差等特异性往往不是很强。发热的热程不一，一般数日至数周，如本例患者，也有热程长达 2～4 个月者。仔细回顾实验室检查结果，患者血象虽高，但中性粒细胞比例却偏低，淋巴细胞增高较显著。化验异常淋巴细胞比例为 15%，显著高于正常，为典型 EB 病毒感染的表现。EB 病毒感染造成的肝损伤往往较轻微，转氨酶轻 - 中度升高为主，但也有病情进展至肝衰竭的可能。在有 EB 病毒感染的确凿证据（EBV-DNA）后，考虑到病毒复制较为活跃，为了降低病毒量，进而减轻症状，促进肝功能改善，进行更昔洛韦及膦甲酸钠抗 EBV 治疗是正确且及时的。实践证明，疗效满意。对于此类患者，还应强调，考虑到 EB 病毒慢性化的风险，在随诊复查肝功能的同时，也不能忽视 EBV-DNA 的复检。

【参考文献】

1. 徐京杭，于岩岩，徐小元 . 青少年和成人 EB 病毒感染相关肝损伤的临床特征 . 中华肝脏病杂志，2021，29（10）：915-918.

（李斌　王晓静　整理）

病例 21
传染性单核细胞增多症合并肝损伤

病历摘要

【基本信息】

患者，男性，25 岁，主因"发热、咽痛、肝区不适 21 天"入院。

现病史：患者 21 天前无明显诱因出现发热，体温最高 38.4℃，无畏寒、寒战，伴咽痛不适，无咳嗽、咳痰、流涕等，食欲有下降，不伴厌油腻，无恶心、呕吐，感肝区隐痛，无腹痛、腹泻等，无腰痛、尿痛、尿频等。自服头孢克肟、喉咽清、百蕊颗粒等治疗 3 天，症状无改善。18 天前至北京某医院就诊，查 WBC 3.9×10^9/L，NE% 57.8%，L% 29.3%，CRP 12.71 mg/L，肝功能正常，甲型、乙型流感病毒检测阴性，以"上呼吸道感染"给予阿奇霉素静脉滴注 2 次，后又口服 3 天，疗效不明显，体温仍高，后换用莫西沙星口服 6 天，患者体温峰值下降，仍未恢复正常，仍有咽痛不适，纳差、肝区不适症状无改善，7 天前复查 ALT 135 U/L，AST 110 U/L，WBC 13.24×10^9/L，L% 76.3%，异型淋巴细胞比例 57%，并查抗 EBV-IgM（+），肺炎支原体抗体（−），HBsAg（−），抗 HIV（−），EBV-DNA 5.93×10^2 copies/mL，给予复方甘草酸苷及五酯滴丸口服。2 天前复查 ALT 375 U/L，AST 221 U/L，TBIL 12.6 μmol/L，WBC 14.2×10^9/L，LY% 83.5%，异型淋巴细胞比例 26%。为进一步诊治来我院，门诊以"传染性单核细胞增多症、肝功能异常"收入院。

既往史：平素健康状况良好，否认高血压、冠心病、糖尿病病史。否认其他传染病病史。4 年前曾诊断过敏性哮喘，过敏原检测对海鲜及秋季花粉过敏。否认食物及药物过敏史。否认手术、外伤史。

个人史及婚育史：否认吸烟史。饮酒 7 年，每月 2～3 次，每次量不详。未婚，未育。

【体格检查】

体温 37.7 ℃，脉搏 88 次 / 分，呼吸 20 次 / 分，血压 120/70 mmHg，身高 178 cm，体重 72 kg，BMI 22.72 kg/m²。神志清楚，精神可，面色正常，皮肤无出血点及皮疹，肝掌、蜘蛛痣阴性。颈前、颈后及双侧颌下均可触及数个黄豆至花生大小淋巴结，形状规则、表面光滑、边界清楚、活动可、与周围组织无粘连、质中、无压痛，余浅表淋巴结未触及。双侧巩膜无黄染，右侧扁桃体 I°肿大，咽后壁轻度充血。双肺（−）。腹软，无压痛，肝肋下未触及，脾肋下及边，Murphy 征阴性，移动性浊音阴性，肝脾区叩击痛阴性。踝阵挛阴性，扑翼样震颤阴性。

【辅助检查】

血常规：WBC 9.65×10^9/L，NE% 10.90%，LY% 81.50%，LY

7.86×10^9/L，HGB 143.0 g/L，PLT 156.0×10^9/L，异型淋巴细胞比例 50%。肝功能Ⅱ：ALT 231.7 U/L，AST 118.3 U/L，TBIL 12.8 μmol/L，DBIL 4.3 μmol/L，ALB 41.1 g/L，LDH 478.0 U/L，GGT 26.7 U/L，HBDH 398 U/L，HDL-C 0.74 mmol/L。CRP 10.7 mg/L。CREA 91.5 μmol/L，UREA 3.70 mmol/L，URCA 429.0 μmol/L。GLU 5.02 mmol/L。血清淀粉样蛋白 A 24.8 mg/L。抗 EBV-IgM 阳性。抗 CMV-IgM 阴性。（全血）EBV-DNA 1.184×10^4 copies/mL，甲乙丙戊肝病毒抗体、自身免疫性肝病抗体检测均阴性。铜蓝蛋白、凝血四项、PCT、红细胞沉降率、甲状腺功能均正常。腹部超声提示脾肿大。胸部 CT 正常。

【诊断及诊断依据】

西医诊断：传染性单核细胞增多症。

诊断依据：患者急性起病，临床以发热、咽峡炎、浅表淋巴结多发肿大、脾大、肝功能异常为主要表现，实验室检查提示外周血异型淋巴细胞比例＞10%，淋巴细胞增多≥ 5.0×10^9/L，抗 EBV-IgM 阳性，（全血）EBV-DNA 1.184×10^4 copies/mL，符合传染性单核细胞增多症诊断标准。

中医诊断：温热病邪热灼营，瘀滞肝胆。

中医辨证分析：患者入院时低热，无恶寒，咽干而痛，口干口渴，无咳嗽、咳痰、流涕，食欲有下降，不伴厌油腻，无恶心、呕吐，右胁隐痛，尿黄，大便如常。舌质红，苔薄黄，脉滑数。毒邪由口鼻而入，先犯肺卫，表现为发热，邪犯日久，失于调治，表现为低热不退。风热邪毒搏结咽喉，蒸灼喉核，气血壅滞，故觉咽喉干燥、灼热、疼痛，喉核红肿。疾病传变入里，邪入气营，表现为右胁隐痛，舌质红，苔黄。毒邪灼津凝痰阻于经络，气血不通，表现为淋巴结肿大和肝脾大。热伤营血，瘀滞肝胆，可见右胁隐痛、神疲力乏。

【治疗经过】

1. 西医治疗

抗 EB 病毒治疗：静脉滴注更昔洛韦。保肝治疗：口服水飞蓟素，静脉滴注复方甘草酸苷、还原型谷胱甘肽、多烯磷脂酰胆碱等抗感染保肝，清除氧自由基，稳定肝细胞膜。调节免疫治疗：给予胸腺法新皮下注射。

2. 中医治疗

治法：清热解毒，疏利肝胆。

方药：清瘟败毒饮合茵陈蒿汤加减。生石膏 30 g，知母 15 g，炙甘草 10 g，黄连 10 g，黄芩 15 g，炒栀子 10 g，生地 30 g，赤芍 10 g，牡丹皮 10 g，连翘 15 g，玄参 15 g，桔梗 10 g，茵陈 20 g。7 剂，水煎服，每日 1 剂。

入院第 2 天体温降至正常，不适症状明显减轻，1 周后超声复测浅表淋巴结较前变小，肝功能复查提示 ALT 157.9 U/L，AST 73.5 U/L，TBIL 13.5 μmol/L，DBIL 4.4 μmol/L，ALB 41.9 g/L，GGT 21.3 U/L，异型淋巴细胞比例 3%，中医改以疏肝理气、益气健脾为法，方药：醋柴胡 10 g，当归 15 g，白芍 15 g，炒白术 15 g，茯苓 10 g，薄荷 10 g，法半夏 9 g，厚朴 10 g，炒苏子 10 g，太子参 20 g，生黄芪 20 g，陈皮 10 g。7 剂，水煎服，每日 1 剂。

治疗 2 周后患者不适症状消失，查体：颈部、腋窝、腹股沟淋巴结未触及，肝脾肋下未触及。全血细胞分析：WBC 4.22×10^9/L，NE% 23.20%，LY% 68.00%，HGB 144.0 g/L，PLT 181.0×10^9/L，ALT 66.0 U/L，AST 41.5 U/L，TBIL 15.0 μmol/L，DBIL 4.5 μmol/L，ALB 43.7 g/L，GGT 17.4 U/L。（全血）EB 病毒核酸检测：EBV-DNA ＜ 4.0×10^2 copies/mL。患者好转出院。

【随访】

出院 1 个月后患者门诊复查，无不适症状，异型淋巴细胞计数正常，肝功能正常，（全血）EBV-DNA 3.88×10^3 copies/mL，未处理。半年后复查（全血）EBV-DNA $< 4.0 \times 10^2$ copies/mL，肝功能正常，腹部超声示脾脏大小正常。

病例分析

该患者为青年男性，以发热为主要表现，急性起病，伴咽峡炎症状和体征，浅表淋巴结多发肿大，脾大，诊疗过程中应用多种抗生素无效，化验结果示淋巴细胞比例升高，异型淋巴细胞明显升高，转氨酶升高，抗 EBV-IgM、EBV-DNA 均为阳性，排除 HAV/HBV/HCV/HEV 等嗜肝病毒、巨细胞病毒感染，并排除肝豆状核变性、酒精性肝炎、自身免疫性肝炎等原因引起的肝损伤，故"传染性单核细胞增多症、急性 EB 病毒感染相关肝损伤"诊断明确。但有一点值得注意的是，患者因发热起病，曾在外院先后应用头孢克肟、阿奇霉素、莫西沙星抗感染治疗，故应警惕药物性肝损伤，但患者发病过程中未出现过敏性皮疹，无黄疸出现，行药物性肝炎 RUCAM 评分仅为 4 分，故用一元论解释分析患者的肝损伤是由 EB 病毒感染所致。

EB 病毒为人类疱疹病毒属的 γ 亚科，为嗜 B 淋巴细胞疱疹病毒，由于可广泛侵犯淋巴细胞及上皮来源细胞，因而感染 EB 病毒后可累及全身多系统，临床表现多样化且轻重不等，很容易造成误诊和漏诊，肝损伤就是其中之一，应警惕。目前由 EB 病毒感染导致的肝损伤越来越被关注，多数表现为急性肝炎，可出现黄疸，但多数仅表现为轻度，也有少数可发展为重型肝炎，特别是在伴有其他损伤肝脏的病因时肝损伤程度常较重。可采取抗 EB 病毒治疗同时协同保肝治疗，少数重症患者可使用激素治疗，但多数成人急性 EB 病毒感染相关肝损伤患者预后是好的。

本例患者传染性单核细胞增多症的临床表现比较典型，伴发的肝损伤也不重，采用了中西医结合疗法，病情恢复也比较顺利。

有学者提出，中医辨证论治治疗本病有较好的效果。

传染性单核细胞增多症属于中医"温病"范畴。本病多数由表传里、由浅入深、由轻到重、由实致虚，其病理演变大多符合卫气营血和三焦传变的规律，其临床表现也与传统温病中的烂喉痧、大头瘟、痄腮有很多相似之处。临床一般采用卫气营血辨证和三焦辨证，毒邪由口鼻而入，先犯肺卫，表现为发热、咳嗽、咽喉肿痛。疾病传变入里，邪入气分，犯及中焦，表现为壮热不退、口渴、咽扁桃体明显肿大、便秘、舌质红、苔黄燥。毒邪灼津凝痰阻于经络，气血不通，表现为淋巴结肿大和肝脾大。风热入血，迫血于外，则皮疹隐现均是邪入营血所致。邪犯日久或失于调治或素体虚弱，表现为低热不退、咳嗽不愈、神疲力乏、纳呆少食之肺胃阴伤证。在治疗上可宗"在卫汗之可也，到气才可清气，入营犹可透热转气……入血就恐耗血动血，直须凉血散血"。疾病早期宜清凉解表，用药轻宣，所谓"治上焦如羽，非轻不举"；至气分热胜须清热解毒，普济消毒饮有较好的疗效；痰热阻络出现发热、咳嗽、淋巴结和肝脾大，则可活用清热、透热、化痰、散结之法，可用青蒿鳖甲汤合消瘰丸加减。本方青蒿领热外出，鳖甲入络搜邪且能软坚化结，玄参清热利咽，浙贝母化痰散结。治疗肝脾大和淋巴结肿大应从清热化痰入手，只有痰热得到清化，则气血自然流通，肿大自然得到消退，不必滥用活血化瘀之剂。总之，联合中医辨证治疗传染性单核细胞增多症不仅疗效确切，而且能有效缩短病程和减少并发症的发生。

杨玉英教授病例点评

　　该病例特点是"发热、淋巴结肿大伴肝功能损伤"，是一典型的传染性单核细胞增多症患者，但在发热初期因淋巴细胞尚未升高，且仅有咽部症状，曾被误诊为上呼吸道感染，并先后用多种抗生素治疗，疗效欠佳，这提示我们要扩大筛查发热病因的范围，之后患者又出现肝损伤，这时也让我们首先想到是否是药物导致的肝损伤，但是随着疾病的进展、实验室检查的完善，诊断也逐渐明朗。该病例给我们以提示，在成人患者出现发热，特别是稍长时间发热（大于 1～2 周），且发热经多种抗生素实验性治疗效果欠佳，这时要仔细查体，注意有无皮疹、淋巴结肿大、脾大等情况，如同时又合并肝功能异常，在诊断及鉴别诊断上，我们要想到很多可能。除了要排除 5 种嗜肝病毒感染及药物性肝损伤、酒精性肝炎、胆系感染、自身免疫性肝病、巨细胞病毒感染、结核、寄生虫、肿瘤等诸多病因外，EB 病毒感染也是临床应特别重视的一种常引发肝损伤的病因之一，应注意早期识别，以免转成重症，同时也应注意患者发热伴发肝损伤，故在退热药的选择上应警惕药物因素导致的肝损伤加重。治疗方面联合中医药改善患者临床症状、缩短病程不失为是一种好的选择。

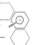

【参考文献】

1. 中华医学会儿科学分会感染学组，全国儿童 EB 病毒感染协作组 . 儿童主要非肿瘤性 EB 病毒感染相关疾病的诊断和治疗原则建议 . 中华儿科杂志，2016，54（8）：563-568.

2. CUNHA B A, MICKAIL N, LAGUERRE M. Babesiosis mimicking Epstein Barr virus（EBV）infectious mononucleosis: another cause of false positive monospot tests. J Infect，2012，64（5）：531-532.

3. VINE L J, SHEPHERD K, HUNTER J G, et al. Characteristics of Epstein-Barr virus hepatitis amongpatients with jaundice or acute hepatitis. Aliment Pharmacol Ther，2012，36（1）：16-21.

4. 刘清泉 . 中医传染病学（新编中医临床学科丛书）. 北京：中国医药科技出版社，2017.

5. 刘高俊 . 中医辨证治疗传染性单核细胞增多症临床分析 . 中医药临床杂志，2010，22（5）：453-454.

（冀晓敏　杨玉英　整理）

病例 22
肝脓肿并发脓毒症

【基本信息】

患者，女性，54岁，主因"发热、乏力20余日"入院。

现病史：患者无诱因于20余天前（2018年12月13日）出现乏力、全身不适、纳差，未测体温，自服感冒药，症状进行性加重，出现发热、畏寒，体温最高39.5 ℃。于当地医院就诊，腹部CT平扫提示肝右叶脓肿（12 cm）。12月19日发现PLT 41×10^9/L，ALT 203 U/L，AST 272 U/L，TBIL 80.75 μmol/L，PCT 7.92 ng/mL，WBC 6.12×10^9/L，NE% 80.6%，血糖升高，于超声引导下行经皮肝脓肿穿刺引流术，引流出砖红色脓液及血性液体1000 mL，给予亚胺培南西司他丁抗感染治疗，胰岛素控制血糖。12月20日体温正常，后再次出现持续性发热，体温 39℃，引流量较少，在 0 ～ 150 mL/d，血培养及脓液培养提示肺炎克雷伯菌，对多种抗生素均敏感。住院期间出现心力衰竭，经治疗后纠正。12 月 24 日开始给予局部生理盐水冲洗，并加用奥硝唑治疗，后将亚胺培南西司他丁换为头孢哌酮钠舒巴坦钠继续联合奥硝唑治疗。患者持续发热，每日最高体温在 38 ～ 39 ℃，引流量少，在 10 ～ 230 mL，为黄绿色至白色脓液，经治疗肝功能好转，血红蛋白持续下降至 71 g/L 左右，血小板恢复正常。2019 年 1 月 4 日给予硫酸阿米卡星 + 奥硝唑 1 日，后换为头孢他啶 + 奥硝唑抗感染 2 天，1 月 5 日出现寒战，体温最高 41 ℃，肝脓肿引流管不畅，遂转来我院。

既往史：近 20 日诊断 2 型糖尿病，使用胰岛素治疗。否认其他传染病病史。对磺胺类药物过敏。否认手术、外伤史。

个人史及婚育史：生于北京，久居北京，否认吸烟、饮酒史，已婚已育。

【体格检查】

体温 39 ℃，脉搏 108 次 / 分，呼吸 20 次 / 分，血压 90/60 mmHg。神志清楚，正常面容，查体合作，全身皮肤黏膜颜色正常，无黄染，肝掌阴性，蜘蛛痣阴性，未见瘀点、瘀斑及皮下出血，双侧巩膜无黄染，睑结膜苍白。双肺叩诊呈清音，双肺呼吸音清，右下肺可闻及湿啰音。心率 108 次 / 分，心律齐。腹部平坦，全腹无压痛及反跳痛，肝、脾、胆囊未触及，Murphy 征阴性，肝区叩痛阴性。移动性浊音阴性。四肢、关节未见异常，双下肢无水肿。踝阵挛阴性，扑翼样震颤阴性。舌红，苔薄黄腻，脉弦滑。

【辅助检查】

血常规：WBC 11.18×10^9/L，NE% 91.24%，RBC 2.51×10^{12}/L，

HGB 78.20 g/L，PLT 413.10×10^9/L。CRP 120.2 mg/L，PCT 15.43 ng/mL。肝功能：ALT 11.4 U/L，AST 20.0 U/L，TBIL 17.7 μmol/L，DBIL 13.6 μmol/L，ALB 28.8 g/L，TP 72.7 g/L，CHE 1540 U/L。凝血功能：PT 21.8 秒，PTA 41.00%。肾功能：UREA 2.61 mmol/L，CREA 36.1 μmol/L。血气分析：pH 7.534，PCO_2 3.2 kPa，PO_2 9.93 kPa，SO_2 96.96%。乙型肝炎、丙型肝炎、梅毒、艾滋病抗体阴性。甲胎蛋白 1.90 ng/mL。住院期间 3 次血培养（需氧＋厌氧）均阴性，3 次脓液培养均阴性，1 次肝脓肿置管尖端培养阴性。行脓液涂片找抗酸杆菌、大便找阿米巴原虫阴性，结核抗体阴性，混合淋巴细胞培养＋干扰素试验测定阴性。床旁腹部超声：肝右叶可见一个混合回声团，91 mm × 76 mm 大小，形态不规则，边界欠清晰，内见不规则液性区。腹部增强 CT（图 22-1）：肝右叶脓肿引流术后，肝实质多发一过性强化斑片，异常灌注？腹水，肝周钙化灶，右侧胸腔积液，伴右肺下叶节段性肺不张。

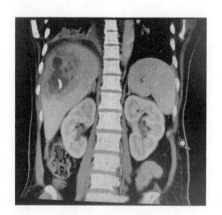

图 22-1　腹部增强 CT

【诊断和诊断依据】

西医诊断：肝脓肿、脓毒症、2 型糖尿病、低蛋白血症、肝损害、中度贫血。

诊断依据：①肝脓肿：根据患者发热、乏力，超声和增强 CT 所示，以及在外院曾行穿刺引流脓液，可诊断肝脓肿。②脓毒症：患者存在细菌感染，临床表现发热、心率加快，结合 SOFA 评分 4 分（病程中曾出现血小板 41×10^9/L 2 分，总胆红素 80.75 μmol/L 2 分），可诊断脓毒症。

中医诊断：肝痈，湿热毒瘀互结。

中医辨证分析：患者既往嗜食肥甘厚味，致脾胃运化失司，升降失常，精微不布，湿浊内蕴，湿郁日久，积热内生，化燥伤津，发为消渴病。湿热内蕴，阻滞气机，则血行不畅，瘀血由生。湿热毒瘀搏结，阻滞肝之气机，肝失调达，肉腐为脓，发为肝痈。

【治疗经过】

1. 西医治疗

重新在超声引导下行肝脓肿置管引流术，每日用生理盐水冲洗脓腔。去甲万古霉素联合比阿培南抗感染，逐渐降阶梯为头孢哌酮钠舒巴坦钠抗感染。并予以还原型谷胱甘肽保肝、胰岛素控制血糖、纠正贫血、纠正低蛋白血症、补液、提高肠道益生菌等对症支持治疗。

2. 中医治疗

治法：清热解毒，活血化瘀，健脾利湿。

方药：双花 30 g，连翘 15 g，升麻 15 g，赤芍 30 g，生地 15 g，丹参 15 g，牡丹皮 15 g，黄芪 30 g，党参 15 g，白术 15 g，茯苓 15 g。每日 1 剂，煎服，每日 2 次。

【随访】

患者经上述治疗后，体温恢复正常，1 月 19 日拔除肝脓肿引流管。2 月 12 日复查血常规、凝血功能、PCT 正常，CRP 趋于正常。

2月14日复查腹部增强 CT（图 22-2）：肝右叶脓肿引流术后，引流管拔除后，对比 2019 年 1 月 5 日腹部 CT 脓肿病变范围缩小，内部坏死区减小。

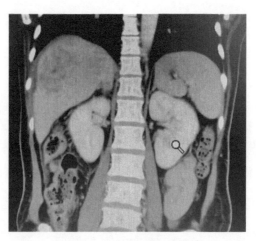

图 22-2　复查腹部增强 CT

3月25日复查腹部平扫 CT：肝右叶脓肿引流术后，术区呈斑片状低密度灶，对比 2019 年 2 月 14 日腹部 CT，肝右叶低密度灶范围变小，肝周围局部少量积液较前吸收，肝内钙化灶。

病例分析

患者为中年女性，急性起病，病程短，2 型糖尿病病史。临床表现为发热、乏力，外院及我院的超声、腹部 CT 均提示肝脓肿，外院脓液培养提示肺炎克雷伯菌，我院及外院的相关检查未见明确阿米巴及结核感染的依据。经抗感染、脓肿引流后，患者体温、一般情况、感染指标、脓肿范围均有好转，考虑单纯细菌性肝脓肿。

研究发现细菌性肝脓肿病原菌以肺炎克雷伯菌及大肠埃希菌为主，其中糖尿病、胆石症、胃肠道手术史、恶性肿瘤病史及肝硬化均和肺炎克雷伯菌肝脓肿的发生密切相关。该患者外院就诊时先后给予亚胺培南西司他丁、头孢哌酮钠舒巴坦钠、头孢他啶、奥硝唑抗感染，效果不佳，上述抗生素覆盖了常见革兰阴性杆菌及厌氧菌，患者仍发热，降钙素原明显升高，不排除合并革兰阳性球菌，入院后采用去甲万古霉素联合比阿培南抗感染，1 周后降阶梯为甲磺酸左氧氟沙星，后因甲磺酸左氧氟沙星过敏，更换为头孢哌酮钠舒巴坦钠。

目前国内缺乏评估肝脓肿病情严重程度的评分标准，因此早期识别重型的肝脓肿并早期使用碳青霉烯类等高级别抗生素，可以有效地防止肝脓肿病情恶化并进展为脓毒血症和多器官功能损伤。进展为脓毒血症的肝脓肿患者，入院时常已合并血小板减低、肝肾指标异常，且更容易合并胸腔积液、肺部感染、侵袭综合征等并发症。因此，对临床上合并胸腔积液、肺部感染、侵袭性综合征的细菌性肝脓肿，更应尽早加强和升级抗感染方案。

目前，医学界对脓毒症的发病机制并未明确阐述，但一般认为和细菌内毒素、炎症介质、免疫功能紊乱或者肠道细菌、凝血功能紊乱等相关。临床治疗主要是给患者进行液体治疗、液体复苏以及抗感染、血流动力学支持等。同时，对脓毒症的早期诊断和早期抗感染、液体复苏等治疗对预后有重要意义。对于存在重要器官功能障碍或衰竭的患者，尽量早期应用脏器支持疗法，如呼吸机、血液透析等。

📋 王宪波教授病例点评

肝痈，是脓疡生于肝脏的疾病，属内痈的一种，临床以右胁肋部作痛、手不可按、发热、寒战等为主要表现。《素问·大奇论》说："肝雍，两胠满，卧则惊，不得小便"，其中所论肝雍，即后世所称之肝痈。肝痈的发生，与郁怒动气、肝火内生、感受外邪、邪入肝络、饮食不节、嗜食甘肥等因素有关。如《辨证录·肝痈》说："然而肝痈不止恼怒能生，而忧郁亦未尝不能生痈也。"未溃前以消为主，兼以清、下，常用疏肝理气、通腑泻火、清热解毒、活血化瘀等法。脓溃后重在扶正补托，益气养阴。临床治疗本病时，在采用一种主要治法的同时，往往根据病情需要兼用其他治法，以提高疗效。如解毒消痈、补气托毒并进，清解余毒、活血消症与益气养血、滋阴清热合用，均为常用治法。

【参考文献】

1. 雷云生. 医院细菌性肝脓肿患者病原菌分布、耐药性及危险因素分析. 中国处方药，2022，20（4）：168-170.

2. 蔡跃龙. 198 例细菌性肝脓肿的临床特点分析. 福州：福建医科大学，2021.

3. 安东. 脓毒症的治疗进展. 继续医学教育，2021，35（5）：80-82.

4. 《临床医学研究与实践》编辑部. 中国脓毒症/脓毒性休克急诊治疗指南（2018）. 临床医学研究与实践，2018，3（29）：201.

（高雪　王晓静　整理）

病例 23
中西医结合治疗乙肝肝硬化合并肝脓肿

【基本信息】

患者，男性，64 岁，主因"间断腹胀 1 年，发热伴肝区不适 10 余日"入院。

现病史：2019 年患者因腹胀就诊于我院，诊断为"肝硬化失代偿期，腹水"，经治疗后腹胀好转出院。10 余日前患者受凉后出现发热，体温最高 39.6 ℃，外院先后给予头孢他啶 7 天，亚胺培南西司他丁钠 3 天治疗，体温未见下降，在 38.5 ~ 39.5 ℃波动。现为进一步诊治入我院。

既往史：2 型糖尿病病史 3 年，未规律治疗，血糖控制不佳。

个人史：吸烟史 20 余年，每日约 20 支，已戒烟 10 年。偶尔饮

161

酒，现已严格戒酒 1 年。

【体格检查】

体温 39.3 ℃，脉搏 102 次 / 分，呼吸 21 次 / 分，血压 102/71 mmHg。神志清楚，精神萎靡，皮肤及巩膜无黄染。双肺呼吸音粗，未闻及干湿啰音。心律齐，未闻及病理性杂音。腹部平坦，质软，未触及压痛、反跳痛，移动性浊音阴性。双下肢无水肿。舌暗红，苔薄腻，脉弦。

【辅助检查】

全血细胞分析：WBC 13.32×10^9/L，NE% 83.3%，HGB 117.00 g/L，PLT 147.00×10^9/L。血生化：ALT 27.8.1 U/L，AST 59.7 U/L，TBIL 18.1 μmol/L，ALB 28.3 g/L，GGT 55.5 U/L，ALP 83.4 U/L，CHE 2647 U/L。GLU 10.83 mmol/L，CREA 54.5 μmol/L，UREA 7.37 mmol/L。凝血功能：PT 15.4 秒，PTA 59%，INR 1.43。甲胎蛋白 3.5 ng/mL。降钙素原 0.61 ng/mL。C 反应蛋白 160.2 mg/L。糖化血红蛋白 14.6%。尿常规：尿糖（+++），尿酮体（+）。腹部超声：肝右叶可见两处低回声区，肝脓肿可能性大，肝硬化，脾大，肝囊肿。腹部增强 MRI：肝实质团片状异常信号，考虑感染性病变可能性大，肝脓肿？肝硬化，食管下段静脉曲张；肝多发囊肿，双肾小囊肿。

【诊断】

西医诊断：肝脓肿、乙型肝炎肝硬化失代偿期、2 型糖尿病、肝囊肿、肾囊肿。

诊断依据：患者此次以发热为主要表现，完善腹部超声提示肝右叶两处低回声区，结合患者既往肝硬化病史，首先要排除癌性发热可能，完善腹部增强 MRI 及甲胎蛋白等检查，可排除癌性发热，结合临床症状、实验室检查，考虑肝脓肿。

中医诊断：肝痈，湿热内蕴，瘀毒互结。

中医辨证分析：患者长期过食肥甘，脾胃运化失司，升降失常，精微不布，湿浊内蕴，湿郁日久，积热内生，化燥伤津，发为消渴病。湿热内蕴，阻滞气机，则血行不畅，消渴病久，阴虚内热，损津耗气，则血脉不充，血行不畅，瘀血由生。患者正气不足，受凉后感受疫毒之邪，正邪相争，正不胜邪，湿热毒瘀搏结，阻滞肝之气机，肝失调达，肉腐为脓，发为肝痈。

【治疗经过】

1. 西医治疗

入院后继续给予亚胺培南西司他丁钠 0.5 g，每日 3 次，静脉滴注抗感染，门冬胰岛素联合甘精胰岛素控制血糖，还原型谷胱甘肽静脉滴注保肝，输注人血清白蛋白。

2. 中医治疗

治法：清热化湿，凉血解毒。

方药：双花 30 g，连翘 15 g，升麻 15 g，赤芍 15 g，丹参 15 g，牡丹皮 15 g，藿香 15 g，佩兰 15 g，黄芩 10 g，柴胡 15 g，白术 15 g，茯苓 15 g，白茅根 15 g，薏苡仁 30 g。4 剂，水煎服，150 mL，每日 2 次。

二诊：患者体温高峰降至 37.5 ℃，胁痛减轻，食欲好转，舌红，苔黄，脉弦。腹部超声提示肝脓肿少量液化，较前缩小（最大脓肿由 73 mm×60 mm 缩小至 54 mm×48 mm），减藿香、佩兰，加用生黄芪、党参补气扶正，托毒外出，具体方药：双花 30 g，连翘 15 g，升麻 15 g，赤芍 15 g，丹参 15 g，牡丹皮 15 g，黄芩 10 g，柴胡 15 g，白术 15 g，茯苓 15 g，白茅根 15 g，薏苡仁 30 g，生黄芪 30 g，党参 15 g。7 剂，水煎服，150 mL，每日 2 次。

三诊：患者已停用抗生素 3 天，体温正常，无胁痛，无口苦咽干，但患者诉夜间汗出明显，舌红，少苔，脉弦，热毒易伤津耗气，在疾病恢复期以气阴两伤为主要表现，予一贯煎合四物汤加减，具体方药如下：生地 15 g，北沙参 15 g，枸杞 15 g，麦冬 15 g，党参 15 g，茯苓 15 g，白术 15 g，薏苡仁 30 g，生黄芪 30 g，甘草 10 g。予 7 剂，水煎服，150 mL，每日 2 次。

三诊后复查腹部超声，肝脓肿基本消失，体温持续正常。

【随访】

此后每 3 ～ 6 个月患者于门诊复诊 1 次，未见肝脓肿复发，一般状况可。

病例分析

肝脓肿是肝脏系统中常见的感染性疾病，在全球范围内其死亡率为 1% ～ 31%，西医治疗方面，抗生素、经皮肝穿刺引流术、外科手术是主要的治疗手段。抗菌治疗联合经皮肝脓肿穿刺引流可提高患者生存率，目前已成为肝脓肿的主要治疗方式。但穿刺治疗仅适用于脓肿液化好、部位适合穿刺的患者。该患者脓肿液化欠佳，暂不适合穿刺引流，给予抗生素联合中药治疗，经治疗后，肝脓肿逐渐缩小，直至消失。

王宪波教授病例点评

肝脓肿属于中医"肝痈""胁痛"范围。《医宗金鉴》中道："痈疽原是火毒生，经络阻隔气血凝。"《疡医大全·内痈部》中言："肝痛多得之恼怒，然而忧郁亦能生痛也……治以平肝为主，佐以泻火祛毒。"湿、热、毒、瘀是该病的主要病因，同时也有主次之分，要根据病情发生发展的不同阶段及正邪交争的虚实表现，治当谨守病机，或以清热解毒、凉血活血为主，或以健脾益气、托毒外出为要，或一法为主再辅以他法，或多法并用，病证结合，方能取得良好疗效。

在早期，肝脓肿初起时，多由平素忧思恼怒，日久肝郁化火，热毒壅肝，气血凝滞，热盛肉腐，化而成脓；或脏腑不和，脾胃受损，湿热内生，气滞血瘀，蕴结于肝，日久化而成脓。应以清热解毒化湿、凉血活血为主。中期肝脓肿有少量液化时，在清热解毒基础上加以益气扶正，托毒外出。一方面是为了防止清热解毒药物过于苦寒伤及脾胃；另一方面是提升正气，防邪留恋。后期热毒日渐消退，气阴不足的情况逐渐突出，此时治疗清热解毒药物进一步减少，以扶助正气、健脾化湿为主要治则。只有审证求因，分段论治，方能取得良好的临床疗效。

【参考文献】

1. 夏伟，张伟辉. 细菌性肝脓肿的诊疗研究进展. 医学综述，2021，27（13）：2630-2634.

2. KUMAR S K, PERWEEN N, OMAR B J, et al. Pyogenic liver abscess: clinical features and microbiological profiles in tertiary care center. J Family Med Prim Care, 2020, 9（8）: 4337-4342.

3. ROEDIGER R, LISKER-MELMAN M. Pyogenic and amebic infections of the liver. Gastroenterol Clin North Am, 2020, 49（2）: 361-377.

（刘尧 王晓静 整理）

病例 24
艾滋病合并纯红细胞再生障碍性贫血

病历摘要

【基本信息】

患者，男性，29 岁，主因"发现抗 HIV 阳性 3 年半，反复乏力半年，加重 1 个月"入院。

现病史：患者于 3 年半前行痔疮手术时术前检查发现抗 HIV-1 阳性，确证试验阳性，CD4$^+$ T 淋巴细胞约 500 cells/μL，未治疗。2 年前出现间断腹泻，不成形便 1～3 次 / 日，伴有腹痛，无发热。半年前，患者出现乏力并逐渐加重，活动后明显。2018 年 7 月来我院查血常规提示 HGB 79.20 g/L，辅助性 T 细胞亚群 CD3$^+$ CD4$^+$13 个 /μL，HIV-RNA：97 096 copies/mL，诊断为艾滋病，开始"拉米夫定 + 替诺福韦 + 依非韦伦"方案抗病毒治疗。用药后，患者乏力症状仍逐渐加重。2018 年 8 月住院查血常规：HGB 53.6 g/L，网织红细胞比例 0.32%，骨髓穿刺检查提示纯红细胞再生障碍性贫血。完善人细小病毒 B19-DNA 定量检测提示 $> 1 \times 10^8$ copies/L，给予丙种球蛋白 22.5 g/d，静脉滴注 5 天，调节免疫抗病毒治疗，用药后患者网织红细胞比例升至 2.01%。出院后口服归脾丸或人参健脾丸调理。2018 年 10 月复查 HGB 105 g/L。1 个月前，患者再次出现乏力加重。2018 年 12 月 18 日于当地医院检查 HGB 31 g/L，给予输血对症支持治疗。2018 年 12 月 21 日我院查血常规：WBC 5.34×10^9/L，RBC 1.54×10^{12}/L，HGB 46.6 g/L，人类细小病毒 B19-DNA $> 1 \times 10^8$ copies/L，为进一步诊治入院。入院时患者乏力明显，汗出较多，心悸不适，伴头晕，下肢酸沉，食欲一般，多梦，便溏，便中无黏液及脓血，无黑便。

既往史：有无保护同性性行为。发现 TRUST、TPPA 阳性半年，使用长效青霉素驱梅治疗。否认食物、药物过敏史，否认手术、外伤史。

个人史：无特殊。

【体格检查】

体温 36.6 ℃，脉搏 90 次 / 分，呼吸 18 次 / 分，血压 100/60 mmHg。神志清楚，贫血面容，未见皮疹。睑结膜苍白，巩膜无黄染，球结膜无充血、水肿，双侧瞳孔等大等圆，对光反射灵敏。口唇色淡无发绀，口腔黏膜光滑。双肺叩诊呈清音，双肺呼吸音清，未闻及干湿啰音及胸膜摩擦音。心率 90 次 / 分，心律齐，心脏杂音不明显。腹部平坦，质软，无压痛、反跳痛及肌紧张，腹水征（−），脾肋下未触及。双下肢无水肿。四肢肌力、肌张力未见异常。舌淡胖大，苔白腻偏水滑，脉沉细，尺脉尤沉。

【辅助检查】

辅助性 T 细胞亚群：CD4$^+$ 84 cells/μL，CD4$^+$/CD8$^+$ 0.08。HIV-

RNA：TND。血常规：WBC 7.17×10^9/L，NE% 65.54%，RBC 1.67×10^{12}/L，HGB 43.2 g/L，HCT 23.52%，MCV 80.8 fL，MCH 25.7 pg，MCHC 319 g/L，PLT 474.7×10^9/L。血型：B 型 Rh 阳性。网织红细胞比例：0.07%。贫血三项：血清铁＞20.47 ng/mL，维生素 B_{12}＞1500 pg/mL，铁蛋白 194.1 ng/mL。血生化：K^+ 3.65 mmol/L，ALB 33.3 g/L，GLO 44.5 g/L，A/G 0.7，LDH 315.6 U/L，ALP 126.5 U/L，CK-MB 48.2 U/L，HBDH 229 U/L，TCHO 2.10 mmol/L，HDL-C 0.53 mmol/L。尿常规、便常规＋潜血：未见异常。血培养：未见异常。红细胞沉降率：30 mm/h。便常规＋潜血：未见异常。胸部 CT：两肺纹理稍粗，胸膜略增厚。腹部超声：脾大（脾厚 44 mm，长 107 mm）。患者再次出现重度贫血，谨慎起见，再一次行骨髓穿刺检查。骨髓穿刺病理回报：骨髓增生活跃，M：E=69.5：1，幼稚红细胞缺如。

【诊断及诊断依据】

西医诊断：艾滋病、纯红细胞再生障碍性贫血、重度贫血、人细小病毒 B19 感染、隐性梅毒。

诊断依据：患者有高危性行为，HIV-1 抗体阳性，$CD4^+$＜200 个 /μL，合并腹泻、重度贫血，艾滋病诊断明确。患者反复出现重度贫血，白细胞及血小板水平正常，骨髓穿刺检查提示纯红细胞再生障碍性贫血，血中人细小病毒 B19-DNA 高复制，考虑贫血为人细小病毒 B19 感染引起的纯红细胞再生障碍性贫血。

中医诊断：虚劳，脾肾亏虚。

中医辨证分析：中医学认为，正气虚弱，元气损伤，肾、脾、肺三脏亏虚为艾滋病的常见病机。患者久病肾精亏虚，同时有乏力、腹泻症状，考虑脾虚湿困。舌淡胖大、苔薄白腻、脉沉也属于脾肾两虚、气血不足之象。四诊合参，本病属脾肾亏虚，病位在脾、肾，病性属虚。

【治疗经过】

1. 西医治疗

继续口服"拉米夫定＋替诺福韦＋依非韦伦"抗 HIV 治疗；申请输注同血型悬浮红细胞；静脉滴注丙种球蛋白 25 g/d，共 5 天，调节免疫抗病毒治疗。

2. 中医治疗

治法：补肾填精，健脾养血。

方药：菟丝子 15 g，巴戟天 15 g，五味子 6 g，补骨脂 15 g，枸杞子 15 g，党参 15 g，炙黄芪 30 g，炒白术 15 g，全当归 15 g，陈皮 10 g，木香 6 g，山药 30 g，泽泻 10 g，生姜 6 g，白芍 10 g。

治疗 1 周后，患者腻苔好转，上方去泽泻，加杜仲 15 g、山萸肉 10 g，以进一步调补肾精。

综合治疗后，患者乏力减轻，腹泻减少，梦少，睡眠时间延长。舌淡红，苔薄白，脉细已不沉。复查血常规：WBC 2.9×10^9/L，NE% 46.74%，RBC 1.89×10^{12}/L，HGB 52 g/L，HCT 15.08%，MCV 79.7 fL，MCH 27.5 pg，MCHC 345 g/L，PLT 474.7×10^9/L，网织红细胞 0.81%。血红蛋白水平较前略升，网织红细胞水平明显升高，病情稳定后出院。

【随访】

患者出院后，继续原有抗 HIV 方案不调整，口服右归丸联合人参健脾丸或归脾丸调养，同时自服紫河车粉 3 g/次，每日 2 次。2019 年 3 月 18 日复查血常规示 HGB 91 g/L。2019 年 5 月 28 日复查血常规示 HGB 136 g/L，人类细小病毒 B19-DNA ＜ 1×10^2/L，继续巩固以上治疗方案 2 个月停药。2019 年 12 月 17 日复查血常规示 HGB144 g/L，CD4+ 196 个 /μL，病情稳定。血红蛋白水平变化见图 24-1。

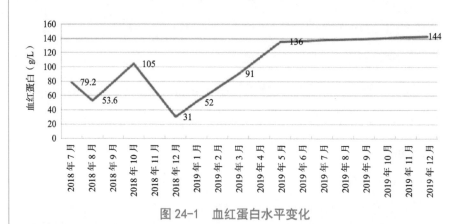

图 24-1　血红蛋白水平变化

病例分析

　　该患者 HIV 抗病毒治疗有效，HIV-RNA 已无法测出，且目前未见严重感染等并发症，贫血三项提示血清铁、铁蛋白、维生素 B_{12} 水平均在正常范围，所用抗病毒药物的不良反应中未见贫血，故本次贫血的发生可基本排除以上原因。患者血中人类细小病毒 B19-DNA 阳性且病毒载量高，病毒复制是该病毒致再生障碍性贫血的主要原因。患者艾滋病期，免疫功能严重破坏，虽经有效抗 HIV 治疗，但免疫功能重建较慢，短时间内无法清除细小病毒 B19 感染。丙种球蛋白虽短时间内能降低病毒复制，但也不能将其从体内清除。好在患者经高效价抗反转录病毒治疗，HIV 得到有效控制，在中西医联合治疗下 $CD4^+T$ 淋巴细胞逐渐提升，为清除人细小病毒 B19 提供了必要条件。

　　人感染 HIV 至发展到艾滋病阶段一般需要 5 ～ 7 年。在漫长的潜伏过程中，HIV 客于中焦脾胃（肠道淋巴结为 HIV 在体内长期匿藏之处），中焦运化失司。且感染 HIV 后患者精神压力极大（该患者甚为典型，不敢面对自己的病情，不能及时接受治疗），长期忧思焦虑，气机升降失常，更伤脾胃。同时免疫功能低下后，各种邪气客扰，机体要驱邪外出，长时间正邪相争，更伤元气。脾主湿，脾虚湿盛，留滞胃肠间，脾不升清，水谷与湿浊杂合而下，故发为腹泻。脾胃为后天之本，气血生化之源，脾虚加之腹泻，精微物质无法吸收布散，气血生化乏源，故可致血虚。但是，患者长期服用归脾丸等健脾养血之品，为何未能阻止病情复发？再仔细辨析患者病情。患者下肢酸沉，双侧尺脉尤沉，说明存在肾不足之证。在艾滋病中晚期，因后天精气不足，无法充养于肾，肾虚的病机日渐凸显，且病越久，越偏于肾，肾虚的症状越明显。肾藏精，精生髓，髓生骨……精足则髓足，精者，血之所成也。可见肾作为先天本元，是髓骨、精血化生之源，是慢性再生障碍性贫血发病的本脏所在。所以，对于造血功能障碍，补肾填精益髓是根。同时，考虑患者体虚日久，因虚致实，有气郁、痰湿等阻滞，治疗时也一并兼顾。综上，正气虚弱，元气损伤，肾、脾、肺三脏亏虚为艾滋病的常见病机。患者久病，肾精亏虚，同时有乏力、腹泻症状，考虑脾虚湿困。舌淡胖大、苔薄白腻、脉沉也属于脾肾两虚、气血不足之象。

📋 李鑫教授病例点评

贫血是艾滋病患者常见合并症。HIV 相关性贫血原因是多方面的：① HIV 可以直接影响骨髓基质细胞或引起细胞因子分泌，导致红细胞和其他骨髓成分的减少；②肿瘤坏死因子和其他细胞因子能抑制造血；③机会性感染、肿瘤消耗、厌食、吸收不良或代谢障碍引起的营养不良等；④抗 HIV 药物的不良反应。该患者病因比较特殊，为人细小病毒 B19 引起的纯红细胞再生障碍性贫血。

人细小病毒 B19 是细小病毒科的一种单链线性 DNA 病毒，人是其唯一宿主。病毒的传播途径主要是通过受污染的呼吸道分泌物，也可通过胎盘垂直传播，或通过输血、器官移植。该病毒增殖性感染只在红系祖细胞中进行，所以人细小病毒 B19 感染最常见的临床表现是严重、可复发的贫血，部分可引起纯红细胞再生障碍性贫血。贫血在免疫抑制的患者中发生率高，病情也更严重。临床上，可通过人细小病毒 B19 血清学抗体和病毒 DNA 等检测明确是否有此感染。

中医方面，脾为后天之本，脾虚则气血生化乏源，可引起血虚。但是该患者单纯健脾益气收效不佳，尚需考虑肾精亏虚的问题，通过补肾填精益髓，先天、后天同时调补，才能标本兼治。这也是临床治疗造血功能障碍时常用的方法。

【参考文献】

1. 王志效，周贝贝，张娜，等．献血者人细小病毒 B19 感染的 Meta 分析．中国输血杂志，2022，35（2）：171-175.

2. 王颖超，刘冬杰，马丽娜，等．人微小病毒 B19 感染与儿童噬血细胞综合征相关性研究．中华肿瘤防治杂志，2015，22（10）：742-746.

3. 刘彬，朱丽媛，叶祥忠，等．人类细小病毒 B19 核酸检测方法的建立及方法学验证．中国药品标准，2022，23（2）：161-168.

4. 张健，田野，王强，等．肾移植术后供者来源性人细小病毒 B19 感染导致纯红细胞再生障碍性贫血的分析与探讨．临床和实验医学杂志，2022，21（5）：461-464.

5. 蒋佩珍，丁宇斌，王文儒，等．补肾生血法与益气养血法联合西药治疗再生障碍性贫血的前瞻性随机双盲安慰剂对照的多中心临床研究．中医杂志，2022，63（11）：1043-1050.

（周洋　孟培培　整理）

笔记

病例 25
艾滋病合并噬血细胞综合征

【基本信息】

患者，男性，19岁，主因"发现抗 HIV-1 抗体阳性 13 年，间断发热、黑便、乏力 1 月余"入院。

现病史：13 年前患者体检时发现抗 HIV-1 抗体阳性，CD4$^+$T 淋巴细胞计数不详，无不适，未治疗。6 年前患者开始抗反转录病毒治疗，方案为"拉米夫定 + 替诺福韦 + 依非韦伦"，初始 CD4$^+$T 淋巴细胞计数不详，自诉用药不规律，间断漏服，用药过程中未规律监测 HIV-RNA 及 CD4$^+$T 淋巴细胞计数。2021 年 9 月初，患者无明显诱因开始出现发热，体温最高 38.5 ℃，下午及夜间发热明显，服用退热药后体温可降至正常，持续 6～8 小时后再次发热。无畏寒及寒战，间断咳嗽、咳白痰。间断有黑色稀水便，无腹痛。偶有呕吐，呕吐物为淡黄色胃内容物。乏力、消瘦明显，食欲差，进食少。2021年9月中旬至当地传染病医院就诊，血常规提示 WBC 0.6×10^9/L，HGB 46 g/L，PLT 12×10^9/L。骨髓穿刺检查，未见髓小粒，未见脂肪滴。骨髓增生活跃，有核细胞增生活跃。胸部 CT 示两侧胸腔积液，两肺多发斑片影，考虑感染性病变，中等量心包积液。腹部超声示脾脏增大，腹水。痰培养提示鲍曼不动杆菌感染，泛耐药。CD4$^+$ T 淋巴细胞计数 16 个 /μL。经抗感染（具体不详）、输悬浮红细胞、输血小板、补蛋白、补液等支持治疗，患者仍发热，血常规示三系严重减少，间断有黑便，肝功能示 ALT 48.6 U/L，TBIL 68.5 μmol/L，GGT 368 U/L。为进一步诊治转往我院。本次疾病加重以来，患者神志清，精神弱，重度乏力，间断发热，食欲差，进食少，腹胀明显。间断黑便，尿黄。近 2 个月体重下降 12 kg。

家族史：父母均为艾滋病患者，规律进行抗反转录病毒治疗，病情稳定。

既往史：无特殊，否认食物、药物过敏史。

个人史及婚育史：无特殊，未婚，未育。

【体格检查】

体温 38.5℃，脉搏 106 次 / 分，呼吸 22 次 / 分，血压 119/78 mmHg，身高 168 cm，体重 35 kg，BMI 12.4 kg/m^2。发育正常，恶病质，重度贫血貌，平车推入病房。神志清，精神弱，言语流利，问答切题。双上肢穿刺部位散在暗红色皮下瘀斑。左颈部可扪及肿大淋巴结 2 枚，较大者如花生米，表面光滑，质地中等，无压痛，无粘连，活动度可。巩膜轻度黄染，睑结膜苍白。口唇苍白无发绀，口腔黏膜光滑，未见黏膜白斑。颈软无抵抗。前胸散在米粒样半透明水疱，疱液不饱满。两肺呼吸音粗，未闻及干湿啰音及喘鸣音，叩诊呈清音。心率 106 次 / 分，心律齐。腹部平坦，质软，肝肋下 1 横指，脾肋下 4 横指可及，下缘平脐，质地中等，无触痛。移动性浊音阴性，肠鸣音 4 次 / 分。双下肢轻度可凹性水肿。舌淡胖，苔薄白腻，脉沉细数。

【辅助检查】

血常规：WBC 0.74×10^9/L，NE% 69.5%，LY% 27.9%，RBC 1.61×10^9/L，HGB 47 g/L，PLT 25×10^9/L，网织红细胞比例 0.01%。贫血三项：血清铁 11.32 ng/mL，维生素 B_{12} ＞ 1515 ng/mL，铁蛋白＞ 1500 μg/L。CRP 18.8 g/L。PCT 15.78 ng/mL。IL-6 76.8 pg/mL。LAC 1.57 mmol/L。肝功能：ALT 18.5 U/L，AST 25.4 U/L，TBIL 55.1 μmol/L，DBIL 40.7 μmol/L，TP 60.8 g/L，ALB 22.4 g/L，ALP 160.7 U/L，GGT 371.3 U/L，CHE 2696 U/L。肾功能：UREA 12.83 mmol/L，CREA 42.5 μmol/L，URCA 174.0 μmol/L。甲状腺功能：T3 ＜ 0.40 ng/mL，FT3 1.39 pg/mL。凝血功能：FDP 13.03 μg/mL，D- 二聚体 6.05 mg/L，PT 12.30 秒，PTA 83.00%。T、B、NK 细胞计数：$CD3^+$ 36 个 /μL，$CD3^+CD8^+$/$CD45^+$ 53.89%，$CD3^+CD8^+$ 24 个 /μL，$CD3^+CD4^+$/$CD45^+$ 23.15%，$CD3^+CD4^+$ 10 个 /μL，Ratio 0.43，$CD16^+CD56^+$ 7 个 /μL，$CD19^+$/$CD45^+$ 1%，$CD19^+$ 0 个 /μL。ESR 72.0 mm/h。血型：A 型 RH 阳性。EBV-DNA（全血）1.51×10^4copies/mL。CMV-DNA（血清）＜ 500 copies/mL。可溶性 $CD25^+$ 12 650 U/mL。弓形虫抗体：阴性。T-SPOT：阴性。痰抗酸染色：未见抗酸杆菌。痰涂片：见到真菌孢子，见到真菌菌丝。新型隐球菌抗原：阴性。真菌 G 试验：10.40 pg/mL。尿常规：尿胆原（++），尿胆红素（+），余未见异常。便常规：黑色稀便，潜血阳性。血培养：未见细菌生长。胸

部 CT：两肺透过度降低，左上肺胸膜下结节灶；双下肺胸膜下磨玻璃密度影，膨胀不全？腹部 B 超：肝大（右叶斜径 15.8 cm），肝弥漫性病变，脾大（肋间厚 59 mm，长径 221 mm），双肾增大（左肾 142 mm×62 mm×51 mm，右肾 123 mm×49 mm×53 mm）。超声心动图：心包积液（11 mm），三尖瓣反流。浅表淋巴结超声：双侧颈部可探及淋巴结超声，左侧较大（29 mm×9 mm），右侧较大（9 mm×3 mm），双侧锁骨上、腋窝、腹股沟淋巴结未见明显肿大。腹部 CT：脾大，腹盆腔少量积液。骨髓穿刺病理：有核细胞减少，分类 100 个有核细胞，异常细胞占 5%。白细胞减少，分类计数后中性杆状细胞增多（占 19%），淋巴细胞增多（占 63%），异常细胞占 1%。成熟红细胞轻度大小不等，血小板减少，片中可见较多散在分布、偶见聚集分布球状物（疑似真菌）。淋巴结穿刺病理：可见少量淋巴细胞，未见特殊病原体。

【诊断及诊断依据】

西医诊断：获得性免疫缺陷综合征、噬血细胞综合征、脓毒症、细菌性肺炎、口腔念珠菌感染、EB 病毒感染、上消化道出血、重度贫血、粒细胞缺乏、严重血小板减少、肝功能异常、低蛋白血症，恶病质状态。

诊断依据：患者 HIV 感染，$CD4^+$ T 淋巴细胞计数仅 10 个 /μL，合并消瘦及多重感染，疾病已进展至艾滋病期。患者反复发热，出现血常规三系进行性下降、肝脾大、铁蛋白升高、可溶性白细胞介素 -2 受体升高，NK 细胞活性下降，符合噬血细胞综合征（hemophagocytic lymphohistocytosis，HLH）诊断标准。

中医诊断：虚劳发热，脾肾两亏，湿热内蕴。

中医辨证分析：患者为青年男性，自幼感染艾滋疫毒，未能及时有效治疗，以致正气渐亏。正气亏虚，卫外不固，御邪无力，以致邪毒深陷，进一步损耗人体气血，终致人元气亏虚，气血衰败。患者高热，考虑气虚发热、血虚发热。患者大肉尽脱，重度乏力、倦怠、纳差、极度消瘦，为脾肾不足、精血生化乏源引起。有黑色不成形稀便，皮肤穿刺部位有暗红色瘀斑，考虑气虚、气不摄血引起。口淡不渴，胸闷、前胸白痞，为湿浊内蕴表现。舌淡苔薄白腻，脉沉细数，亦为虚极之象。四诊合参，中医考虑元气亏虚，脾肾不足，气不摄血，兼有湿浊内蕴。病位在脾、肾，病性以虚为本，兼有邪实。

【治疗经过】

1. 西医治疗

①噬血细胞综合征：地塞米松 10 mg，每日 1 次，静脉滴注，每两周减半；丙种球蛋白。②亚胺培南西司他丁钠、去甲万古霉素、氟康唑注射液静脉滴注抗感染治疗。③膦甲酸钠氯化钠注射液静脉滴注抗 EBV 治疗。④上消化道出血：巴曲亭止血、奥美拉唑注射液抑酸止血治疗。⑤粒细胞缺乏、重度贫血、严重血小板下降：给予输注悬浮红细胞、血小板，同时皮下注射吉粒芬升白细胞、吉巨芬升血小板治疗。⑥白蛋白水平低，给予补蛋白支持治疗。⑦肝功能异常，肝内胆汁淤积，给予熊去氧胆酸胶囊、还原型谷胱甘肽保肝退黄治疗。

2. 中医治疗

治法：大补元气，益气摄血固脱，佐以化湿泻浊。

方药：红参 20 g，太子参 30 g，生黄芪 15 g，当归 15 g，白芍 12 g，功劳叶 30 g，仙鹤草 15 g，陈皮 9 g，连翘 9 g，炒苦杏仁 6 g，三七粉（冲）6 g，芦根 15 g，茯苓 15 g，生姜 3 g，大枣 2 枚，水煎服，日 1 剂，分 2 次服。

经治疗，患者体温恢复正常，食欲好转，黑便消失，病情有所好转。复查血常规示白细胞、血小板、红细胞水平逐渐升高。感染控制后，开始抗反转录病毒治疗，方案为多替拉韦＋恩曲他滨＋丙酚替诺福韦。体温正常 10 天，地塞米松 10 mg/d 使用 14 天后，改为 5 mg/d 继续使用。在地塞米松减量过程中，患者再次出现发热，血常规提示三系再次下降，地塞米松再次增量至 10 mg/d，并加用依托泊苷注射液后，病情未见明显缓解，家属要求出院回当地医院继续治疗。

【随访】

出院后 1 周，患者因呼吸衰竭、肝衰竭死亡。

病例分析

该患者因母婴传播感染 HIV，未有效进行抗 HIV 治疗，CD4+T 淋巴细胞持续被破坏，最终进展至艾滋病期，突出表现为发热。艾滋病患者发热首先考虑感染。该患者院外痰培养提示鲍曼不动杆菌，经治疗肺部炎症好转，但体温未能控制。入院时有鹅口疮，痰涂片可见真菌孢子及菌丝，真菌感染诊断明确，使用氟康唑后，鹅口疮消失，痰涂片未再见到菌丝，真菌感染有效控制，但患者仍高热，发热是否有结核分枝杆菌感染？患者红细胞沉降率增快，但结合胸腹部 CT、浅表淋巴结、骨髓穿刺、血培养、痰培养、痰抗酸染色等检查，未见到肺内及肺外结核分枝杆菌感染病灶。患者艾滋病，发热，肝脾大，有 EB 病毒感染，是否合并有淋巴瘤？根据淋巴结穿刺病理及骨髓穿刺病理，未能发现淋巴瘤依据。进一步完善检查发现，患者发病后持续高热，出现血常规三系进行性下降、肝脾大、铁蛋白升高、可溶性白细胞介素 -2 受体升高，NK 细胞活性下降，符合噬血细胞综合征诊断标准，最后明确诊断为艾滋病合并噬血细胞综合征。该病死亡率高，患者一般状况差，虽经使用地塞米松、依托泊苷治疗获一时之功，但最终难以挽回死亡结局。对 HLH 的早期识别很重要。

患者为青年男性，自幼感染艾滋疫毒，以致正气渐亏，卫外不固，御邪无力，邪毒深陷，进一步损耗人体气血，入院时已属正气衰微、邪气炽盛、大肉尽脱、气血衰败的危候。本虚已极，以扶正固本为主，虽有发热，但如清热药物太过，更伤脾胃。结合患者舌脉及症状，发热考虑主要为湿浊内陷于里，不得发越，治疗采用三仁汤"宣上、畅中、渗下"的方法，以期达到驱邪外出的目的。但无奈病情危笃，难以挽回。

李鑫教授病例点评

HLH 是一种危及生命的侵袭性免疫过度活化综合征，死亡率高。该病与遗传、基因突变、感染、恶性肿瘤、风湿免疫性疾病、免疫缺陷综合征等多种因素相关，可呈家族性或散发性发病，感染是最常见诱因。HLH 常见合并病毒感染，包括 EB 病毒、巨细胞病毒、细小病毒、单纯疱疹病毒、人疱疹病毒 8 型等，除此以外还合并部分细菌（如结核分枝杆菌、布鲁菌）及真菌感染。在 HLH 疾病中，自然杀伤细胞和细胞毒性 T 淋巴细胞（cytotoxic T lymphocyte，CTL）不能清除活化的巨噬细胞，由于缺乏这种正反馈调节，导致巨噬细胞、NK 细胞、CTL 过度活化，分泌大量细胞因子，形成炎症因子风暴，这是多器官衰竭和该疾病死亡率高的原因。HLH 的诊断可参考 2018 年噬血细胞综合征诊治中国专家共识中的诊断标准。需要注意的是，噬血现象并非诊断该疾病的必要条件。

发热为本病突出表现，部分患者可伴有出疹、发斑、衄血、便血、黄疸、神昏等，符合中医学温病的临床表现，具有发病急骤、来势迅猛、发展快、变证多等特点，用卫气营血辨证符合疾病的发展规律。但是卫分证时间短，患者就诊时邪气往往已达气分甚至入血，随即出现气营两燔、邪陷营血或耗血动血、邪陷心包之危候。截断扭转是取胜的关键。由于本例患者始终存在正气大虚的基础，因此临床用药上非单纯的清气、透热转气、凉血散血就能奏效的。

【参考文献】

1. 中国医师协会血液科医师分会，中华医学会儿科学分会血液学组，噬血细胞综合征中国专家联盟．中国噬血细胞综合征诊断与治疗指南（2022 年版）．中华医学杂志，2022，102（20）：1492-1499.

2. 王景，宣磊．董振华教授运用卫气营血辨治成人斯蒂尔病继发噬血细胞综合征二例．环球中医药，2020，13（11）：1908-1910.

3. RAMOS-CASALS M，BRITO-ZERÓN P，LOPEZ-GUILLERMO A，et al. Adult haemophagocytic syndrome. Lancet，2014，383（9927）：1503-1516.

4. LA ROSEE P，HORNE A，HINES M，et al. Recommendations for the management of hemophagocytic lymphohistiocytosis in adults. Blood，2019，133（23）：2465-2477.

5. 张佳慧，崔娜．噬血细胞综合征与脓毒症的鉴别要点．临床内科杂志，2022，39（2）：84-86.

（周洋　李鑫　整理）

病例 26
中西医结合分阶段辨治流行性
乙型脑炎重型

病历摘要

【基本信息】

患者，女性，52岁，主因"头晕、头痛、乏力3天，发热伴意识障碍2天"入院。

现病史：患者3天前无明显诱因出现头晕、头痛、乏力，卧床休息后未见明显好转，2天前就诊于当地诊所，测量血压154/72 mmHg，给予口服替米沙坦降压治疗，效果差。2天前患者出现发热，体温最高39℃，无畏寒及寒战，伴意识障碍，出现神志淡漠，但对答切题，定向力正常，就诊于潍坊市某医院，结合流行病学史，考虑诊断乙型病毒性脑炎不除外，给予对症支持治疗，患者服用退热药物后体温可间断降至38℃，但整体波动在38～39.5℃。患者头痛及意识障碍进

181

行性加重，不能对答，同时出现左侧肢体活动不利，为进一步诊治转来我院。入院时症见神志模糊，面色红赤，身灼热，发病3日来未排大便，小便偏多，舌质红，苔黄厚干，脉洪数。

流行病学史：生长于山东潍坊，从事林蛙养殖工作，有蚊虫叮咬史，当地为流行性乙型脑炎疫区。

既往史：高血压病史半年，血压最高 180/110 mmHg，规律口服中药降压治疗，发病前血压波动在（130～140）/（60～70）mmHg。

个人史：无烟酒等不良嗜好。

【体格检查】

体温 39.3℃，脉搏 116 次/分，呼吸 26 次/分，血压 181/110 mmHg。Glasgow 评分 10 分。昏迷状态，呼之无睁眼，无发声，双侧瞳孔等大等圆，直径 2 mm，对光反射迟钝，压眶反射存在。双肺呼吸音粗，可闻及少许散在湿啰音，少许痰鸣音。心率 116 次/分，心律齐。腹软，肠鸣音 3 次/分，周身未见水肿。四肢肌张力增加，肌力检查不配合，腱反射减弱，右侧 Babinski 征阳性，生理反射存在。舌质红，苔黄厚干，脉弦滑数。

【辅助检查】

血常规：WBC 14.38×10^9/L，NE 10.98×10^9/L，NE% 76.34%，RBC 5.41×10^{12}/L，HGB 162.00 g/L，PLT 155.00×10^9/L；尿常规：pH 5.0，尿蛋白 5 g/L，潜血 300 cells/μL，酮体 2.5 mmol/L；血生化：K^+ 3.27 mmol/L，Na^+ 148.9 mmol/L，BUN 7.66 mmol/L，CREA 116.2 μmol/L，ALT 10.0 U/L，AST 18.8 U/L，TBIL 11.4 μmol/L，DBIL 3.7 μmol/L，ALB 44.4 g/L。头颅 CT 平扫：未见明显异常。胸部 CT 平扫：肺部感染。腹部 CT 平扫：左肾结石？入院后腰椎穿刺：脑脊液压力 220 mmHg，无色透明，总细胞 356 个/μL，白细胞

256 个 /μL，单核细胞 56%，Cl⁻ 132.3 mmol/L，GLU 3.82 mmol/L。
入院后脑脊液及血液检查提示流行性乙型脑炎抗体 IgM 阳性。

【诊断及诊断依据】

西医诊断：流行性乙型脑炎重型、肺部感染、急性肾损伤、高
血压 3 级（极高危）。

诊断依据：患者为中年女性，急性起病，发病于夏秋季，来自
乙型脑炎流行区，有蚊虫叮咬史，以高热和意识障碍为主要表现，
查体提示浅昏迷状态，Glasgow 评分 10 分，双侧瞳孔等大等圆，直
径 2 mm，对光反射迟钝，球结膜无明显水肿，颈强直，四肢肌张力
增加，肌力检查不配合，腱反射减弱，脑脊液化验提示白细胞增高，
以单核细胞升高为主，生化检查提示蛋白高，糖、氯化物正常，支
持病毒性感染，结合流行病学史及后期乙型脑炎抗体回报，诊断流
行性乙型脑炎明确，分型为重型。患者胸部 CT 检查提示肺部感染，
查体双肺散在少量湿啰音及痰鸣音，肺部感染诊断成立，考虑昏迷
后误吸引起吸入性肺炎可能性大。入院后尿常规及肾功能检查提示
存在急性肾损伤。

中医诊断：暑温，痰热互结，毒损脑络。

中医辨证分析：乙型脑炎属于中医温病范畴，其病名为"暑
温""瘟疫""疫痉"等，暑为火之邪，传变迅速，兼有湿邪，发病后
很快由卫分传入气分，卫分之证短暂而不典型，气分热炽，深入营
分，内陷心包，化火生风，再入血分，临床多见卫气同病、热炽气
分、气营两燔和热入营血的证候，属重症、急症、危症。乙型脑炎在
气分阶段有偏热、偏湿的不同表现，偏湿主要表现为湿热中阻，缠绵
难解；偏热有化燥伤阴的特点，多数患者表现热结于肠。热炽气分、
气营两燔可出现毒损脑络或毒陷心包，主要表现为高热，颈强，嗜睡

笔记

或昏迷，抽搐发作，舌质红或红绛，苔黄或燥，白厚腻，脉数，部分患者小便黄，大便秘结。热毒直入营血，可出现亡阴亡阳，症见高热，体若燔炭，体温急剧上升至 41 ℃以上，迅速陷入深昏迷，顽固、持续的抽搐，呼吸气粗或急促无力，呼吸不规则，出现急性亡阴亡阳症状，如颜面苍白晦暗、口唇发绀，汗多如油，手足厥冷，舌质深绛而干或淡白胖大，脉虚大或细微欲绝、模糊不清等。

【治疗经过】

1. 西医治疗

入院后予以病危、多参数监护，密切监测患者生命体征、神志、尿量等变化，入院当日完善腰椎穿刺，测脑脊液压力为 220 mmHg，给予降温、脱水降颅压治疗，予以抗生素治疗肺部感染，因患者气道保护功能丧失，予以气管插管，呼吸机辅助呼吸。病程中出现症状性癫痫，给予抗癫痫、营养神经及中药调理、促醒等治疗，期间多次复查腰椎穿刺，根据颅压及脑脊液化验结果调整甘露醇等脱水药物用量，入院 2 周时（9 月 20 日）患者开始神志转清，但四肢肌力差，予以肢体康复等支持治疗，并于 9 月 27 日行气管切开，后间断脱机训练并脱机。患者恢复期仍有间断发热，考虑继发细菌感染，先后使用多种抗生素抗感染治疗。10 月 10 日，患者神志清楚，可自主睁眼和眨眼，不能语言交流，四肢肌张力低，右下肢肌力 2 级，余肌力 0 级，生命体征较为稳定，转回当地医院继续进行营养神经及语言、肢体康复训练。

2. 中医治疗

一诊（9 月 18 日，入院第 12 天）：患者处于昏迷状态，呼吸机支持治疗，痰多，鼻饲营养。患者发热维持在 38 ～ 39.5 ℃，间断抽搐，无自主排便，需灌肠通便，舌质红，苔黄厚干，脉弦滑数。

中医辨证：痰热互结，毒损脑络。

治法：清热解毒化痰，通腑醒神开窍。

方药：生大黄 15 g，枳实 15 g，厚朴 15 g，陈皮 15 g，法半夏 9 g，浙贝母 10 g，瓜蒌 15 g，郁金 15 g，石菖蒲 15 g，牡丹皮 15 g，紫草 15 g，白术 15 g，茯苓 15 g，生薏米 15 g，随症加减。

二诊（9 月 27 日，入院第 21 天）：患者气管切开接呼吸机辅助通气，症见：体温仍高，神志清楚，能听懂指令，四肢肌力 0 ～ 1 级，间断抽搐，舌苔不可见，脉浮滑数。本病温热疫毒为害，毒火熏蒸，暑邪伤阴，筋脉失养，致筋脉拘急，肢体无力，经络不通。

中医辨证：热毒蕴结，阴虚风动。

治法：清热解毒，滋阴熄风。

方药：水牛角丝 30 g（先煎），羚羊角粉 0.6 g（分冲），生石膏 60 g（先煎），银花 30 g，生地 30 g，玄参 15 g，党参 20 g，山药 30 g，薄荷 10 g（后下），石菖蒲 10 g，知母 10 g，枳实 10 g，生甘草 10 g，酒大黄 6 g，苍术 10 g，全蝎 6 g。

三诊（9 月 30 日，入院第 24 天）：患者症状大致同前，舌嫩红，苔薄腻，脉濡细。

中医辨证：湿热阻气，浊蕴中焦。

治法：芳香化湿开窍，理气通腑泻浊。

方药：苍术 15 g，生白术 15 g，青蒿 20 g，藿香 10 g，佩兰 10 g，黄芩 15 g，姜半夏 9 g，陈皮 10 g，党参 15 g，赤芍 15 g，柴胡 15 g，葛根 30 g，当归 10 g，酒大黄 6 g，枳实 15 g，泽泻 15 g，白茅根 30 g，芦根 30 g，北沙参 15 g，熊胆粉 0.5 g。并予以安宫牛黄丸，剂量 1 丸，每日 2 次，连用 3 天，随症加减。

四诊（10 月 10 日，入院第 34 天）：人工鼻吸氧，患者神志清楚，体温 37.5 ℃左右，可自主睁眼和眨眼，不能语言交流，四肢肌张力低，右下肢肌力 2 级，余肌力 0 级，排便 2 ～ 3 次 / 日。舌质淡红，苔白腻，脉滑数。

中医辨证：湿热阻气，浊蕴中焦。

治法：芳香化湿开窍，理气通腑泻浊。

方药：上方青蒿加量为 30 g，减熊胆粉。

【随访】

患者出院后回当地医院继续巩固治疗，予以营养神经、康复训练及中药辨证治疗，出院 2 个月随访，肌力较前有所恢复，可下地站立，缓慢行走，仍遗留有反应迟钝，言语缓慢，癫痫未再发作。

病例分析

流行性乙型脑炎，简称乙脑，是由乙脑病毒引起的以脑实质炎症为主要病变的一种急性中枢神经系统传染病，经蚊虫叮咬传播，多发生于夏秋季，临床上以高热、呕吐、嗜睡、抽搐、意识障碍、呼吸衰竭等为特征。日本学者 1935 年首次从死亡患者的脑组织和蚊体中分离出病原体，其被确定为乙脑病毒。我国曾在 1921 年就有该病的记载，迄今除新疆、西藏外，其他省（区、市）均有乙脑的流行和病例报道，特别是河南、安徽、湖北、湖南、江苏、江西、海南等都是发病率较高的地区。从我国以往疫情报告看，1 ～ 10 岁儿童发病数占全国总病例的 90.56%，近年来由于儿童和青少年广泛接种乙脑疫苗，加上成年人由非疫区进入疫区的流动性增加，发病年龄有上升趋势。人被携带病毒的蚊虫叮咬后，大多呈隐性感染，只有少数人出现脑炎，发病率一般在（2 ～ 10）/10 万，病死率较高。严重乙脑患者预后较差，有 15% ~ 30% 的患者病后残留不同程度的后遗症。

乙脑潜伏期为 4 ~ 21 天，一般为 10 ~ 14 天。典型病例的病程可分为以下 4 个时期：①初期：起病急，常无明显前驱症状，体温在 1 ~ 2 天内升高至 39℃ 以上，常伴有头痛、恶心、呕吐、嗜睡、精神倦怠和颈项强直等中枢神经系统感染症状。部分病例出现上呼吸道症状及胃肠道症状。此时相当于病毒血症期，常持续 3 ~ 4 天。②极期：为病程的 4 ~ 10 天，是患者的危重阶段。除体温持续上升至 40 ℃ 以上外，意识障碍突出，表现为脑损害。轻者嗜睡，重者昏睡乃至昏迷，昏迷越深，持续时间越长，病情越严重，出现定向力障碍，谵妄狂躁。一般可持续 1 ~ 8 天，重者可长达 30 天。③恢复期：极期过后，体温逐渐下降，多在 2 ~ 5 天降至正常，昏迷转为清醒，症状日渐好转，约 14 天完全恢复。部分患者恢复较慢，需 30 ~ 90 天。重症患者仍可留有神志迟钝、痴呆、失语、吞咽困难、面肌瘫痪、神经异常、四肢强直性痉挛或扭转痉挛等，少数患者也留有软瘫。经过积极治疗，大多数症状可在半年内恢复。④后遗症期：发病半年后 5% ~ 20% 的患者仍有意识障碍、痴呆、失语、强直性瘫痪、扭转痉挛、精神失常等后遗症。

本例患者初期持续高热，发病第 3 ~ 4 天出现昏迷、呼吸衰竭，属于重型患者，极期持续时间长，经中西医结合救治，降低了死亡风险。

📋 王宪波教授病例点评

流行性乙型脑炎属于中医"暑温"范畴，主要病理因素是暑、

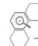

毒、湿、热（火）、阴虚、阳虚等。蒲辅周等前辈在 20 世纪 50 年代河北、北京乙型脑炎流行期间，总结了乙型脑炎的诊治经验：乙型脑炎病属暑温的范畴，但暑温有偏热、偏湿、伏暑、暑风和暑厥的不同，治疗暑温不能一法、一方、一药，要根据不同阶段、患者不同体质等辨证论治，总结出辛凉透邪法、逐秽通里法、清热解毒法、开窍豁痰法、镇肝熄风法、通阳利湿法、生津益胃法、清燥养阴法八法，可用于乙型脑炎不同阶段、不同证型。

在乙型脑炎不同阶段，中医药辨证治疗有着不可忽视的作用。初期邪在卫气，用知母、连翘、金银花、板蓝根等辛寒清气、清热解毒之剂，以清透邪热。在出现气血两燔、热陷营血临床证型的极期阶段，表现为高热、痰热互结、毒损脑络，热蒸于内而亢盛于外，内外俱热，用白虎汤以清气泄热、透邪外达。因毒陷心包，心神被扰，投以清营汤以清泄营热，或加服安宫牛黄丸以清心开窍。因邪陷营血，灼热燥扰，神昏谵语，角弓反张，是邪热火毒燔灼血分、内陷心包、风动生痰之危候，病情复杂而危重之际，予以清营汤合羚角钩藤汤以清营凉血、熄风定惊。疾病后期，由于暑邪伤及气阴，筋脉失养，或因余热未清，风痰留阻络道，产生低热、震颤、失语、痴呆、吞咽困难、偏瘫等后遗症，宜清解余毒，益气生津，或兼祛风通络。

近年来，在各地散发的乙型脑炎病例中，有研究显示中西医结合治疗组在降温时间、平均昏迷时间、平均缓解抽搐时间、平均住院时间方面均比对照组短，且恶化和后遗症较少，治愈率高。本例患者在治疗过程中，分阶段使用逐秽通里、清热解毒、开窍豁痰、芳香化浊等多种方法，对缓解患者症状、降低病死率、减少患者后遗症方面起到了一定作用。

【参考文献】

1. 刘楠，高永利，谢紫阳，等．我国流行性乙型脑炎临床流行病学研究现状．西北国防医学杂志，2019，40（6）：362-370.

2. 蒲辅周，沈仲圭，高辉远．流行性"乙型"脑炎中医辨证施治的一般规律．中医杂志，1957（9）：464-468.

3. 罗丕舵，刘志勇，李耘，等．流行性乙型脑炎中医证素分布规律的文献研究．中国中医急症，2015，24（1）：13-15，41.

4. 涂晋文，董梦久，刘志勇，等．流行性乙型脑炎中医证候分布特点及病因病机的研究．中国中西医结合杂志，2014，34（3）：308-311.

（王晓静　刘尧　整理）

病例 27
宣肺解毒、健脾化湿治疗新型冠状病毒感染普通型

病历摘要

【基本信息】

患者，女性，47岁，主因"发热伴咳嗽3天"入院。

现病史：3天前（2020年6月18日）患者无明显诱因出现发热，自测体温37.8 ℃，伴有畏寒、咳嗽、无明显咳痰，轻度乏力，无咽痛及流涕，自觉味觉、嗅觉减退，偶有口干，自行口服柴银口服液、氨酚伪麻美芬片Ⅱ氨麻苯美片等感冒药物治疗，病情未见明显好转。6月20日至某医院就诊，予以口服连花清瘟胶囊及柴银口服液治疗，咳嗽好转。1天前患者发热明显，体温最高38.9 ℃，外院查血常规示 WBC 4.69×10^9/L，LY% 15.8%，NE% 75.9%，CRP 0.1 mg/dL。新型冠状病毒核酸检测阳性。新型冠状病毒抗体 IgM（−）、

IgG（－）。胸部 CT 提示双肺感染。经专家会诊，诊断为新型冠状病毒感染普通型，为进一步诊治转入我院。入院时患者发热，咳嗽、少痰，伴头晕、胸闷、乏力，嗅觉、味觉减退，食欲差，二便正常，眠可。

流行病学史：2020 年 6 月 12 日曾出入确诊病例出现过的公共厕所。

既往史：17 年前右脚踝骨折病史，已治愈。

个人史：无特殊。

【体格检查】

体温 37.3℃，脉搏 89 次 / 分，呼吸 20 次 / 分，血压 114/88 mmHg，身高 156 cm，体重 58 kg，BMI 23.8 kg/m^2。指氧饱和度 98%。神志清楚，精神可，正常面容，双肺呼吸音略粗，未闻及干湿啰音，心率 89 次 / 分，律齐。腹平软，无压痛及反跳痛，双下肢无水肿。舌红，苔黄略腻，脉滑数。

【辅助检查】

血常规：WBC 3.88×10^9/L，LY 0.82×10^9/L。SAA 74.3 mg/L，CRP 1.4 mg/L。CD4$^+$T 细胞：378 个 /μL。新型冠状病毒核酸检测：阳性。新型冠状病毒抗体：IgM（－），IgG（－）。胸部 CT：两肺感染性病变，考虑病毒性肺炎。

【诊断及诊断依据】

西医诊断：新型冠状病毒感染普通型。

诊断依据：患者为中年女性，急性起病，发病前 14 天内曾出入确诊病例出现过的区域。3 天前出现发热伴咳嗽及味觉、嗅觉减退症状，体温最高 38.9 ℃，查血常规示 WBC 3.88×10^9/L，LY 0.82×10^9/L；SAA 74.3 mg/L；新型冠状病毒核酸检测为阳性；胸部 CT 示双肺感染，考虑病毒性肺炎。符合国家卫生健康委员会 2020 年《新型冠

状病毒感染诊疗方案（试行第七版）》确诊病例的诊断标准。患者
无呼吸困难、无休克、无脏器功能衰竭表现，指氧饱和度正常，影
像学可见双肺感染，考虑为普通型病例。

中医诊断：疫病（疫毒郁肺困脾）。

中医辨证分析：患者正虚感受疫毒之邪，邪郁卫表，则发热、
恶寒；疫毒闭肺，肺气失宣，则见咳嗽、胸闷；疫毒浊邪蒙蔽清窍，
故头晕，嗅觉、味觉减退；邪犯中焦，脾胃升降失司，则食欲下降。
口干、乏力为热病耗伤气阴的表现。舌红、苔黄腻、脉滑数则为疫
毒暑湿俱盛之征。脉证合参，本病属疫毒郁肺困脾，病位在肺、脾、
胃，病性属虚实夹杂。

【治疗经过】

1. 西医治疗

①低流量吸氧。②对症支持治疗。

2. 中医治疗

治法：宣肺解毒，健脾化湿。

方药：银丹解毒方加减化裁。炙麻黄 6 g，生石膏 30 g，桑白皮
15 g，黄芩 15 g，炒白术 15 g，葶苈子 20 g，金银花 15 g，玄参 15 g，
丹皮 15 g，生地 15 g，升麻 15 g，陈皮 15 g，瓜蒌 15 g。

1 周后患者体温正常，味觉、嗅觉较前恢复，胸闷、乏力好
转，偶有咳嗽，舌红，苔白腻，复查血常规示 WBC 6.11×10^9/L，
LY 0.9×10^9/L；CRP 17.2 mg/L；SAA 404.2 mg/L；$CD4^+T$ 细胞
381 cells/μL。上方去生石膏，加党参 15 g、茯苓 15 g，加强健脾化
湿，扶正祛邪。

2 周后复查血常规示 WBC 6.62×10^9/L，LY 1.33×10^9/L；SAA
38.2 mg/L；CRP 1.3 mg/L；胸部 CT 提示肺内病变好转。入院第

25 天，患者未诉明显不适，连续 2 次新型冠状病毒核酸检测阴性，痊愈出院。

【随访】

患者出院后 2 周自觉无不适，饮食及体力恢复正常。复查胸部 CT 提示肺内病变较前进一步吸收。患者口服银丹解毒方治疗过程中胸部 CT 影像变化见图 27-1。

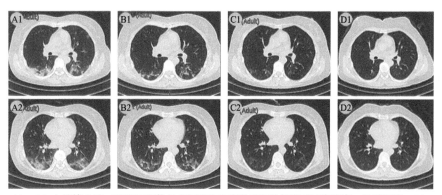

A1、A2. 入院第 9 天，两肺可见散在多发斑片实变影及团片状磨玻璃密度影，边界不清；B1、B2. 入院第 14 天，治疗后，病灶较前范围缩小、多密度减淡，以右肺下叶为主；C1、C2. 入院第 25 天，与前比较肺内病变吸收好转；D1、D2. 出院后 14 天复查，两肺可见散在多发团片状淡磨玻璃密度影，边界不清，与前比较肺内病变明显吸收。

图 27-1　胸部 CT 影像变化

病例分析

自 2019 年 12 月湖北武汉出现新型冠状病毒感染疫情以来，疫情迅速蔓延至全球多个国家和地区。2020 年 3 月 11 日世界卫生组织宣布了新型冠状病毒感染疫情的全球大流行。呼吸道飞沫和密切接触是新型冠状病毒感染的主要传播途径，应注意的是在相对密闭的环境中经气溶胶传播的可能，接触被病毒污染的物品后也可造成感染。发热、干咳、乏力为主要临床表现，重症病例多在发病 1 周后出现呼吸困难或低氧血症，严重者快速进展为急性呼吸窘迫综合征、脓毒症休克、出凝血功能障碍及多器官功能衰竭等。多数患者预后良好，少数患者病情危重，甚至死亡。该患者急性起病，有明确流行病学史，以发热伴咳嗽、嗅觉味觉减退、乏力为主要表现，血常规提示白细胞总数、淋巴细胞计数减少，炎症指标升高，新型冠状病毒核酸检测阳性，胸部CT可见双肺炎症表现，新型冠状病毒感染普通型诊断明确。在当时缺乏有效抗病毒药物的情况下，发病早期应用中西医结合治疗能更有效缓解发热、咳嗽、乏力等症状，促进肺部炎症吸收，阻断病情进展，加快病情恢复。

患者素体气虚，卫外不固，于夏暑之季感受疫毒之邪，起病急骤，传变迅速。起病之初，疫毒之邪挟暑湿由口鼻而入，邪遏肺卫，既困于肌肤，复阻于肺络，邪正交争，肺气失于宣降，则表现为发热、恶寒、咳嗽、胸闷；暑湿上蒸，疫毒浊邪蒙蔽上焦，清窍失养，故见头晕，嗅觉、味觉减退；邪入气分，疫毒暑湿困阻中焦，脾胃气机升降失调，则见食欲下降；气阴耗伤则口干、神疲乏力。舌红、苔黄腻、脉滑数皆为疫毒暑湿胶结内阻之象。患者入院时主要表现为气分证。气分证是邪正交争最激烈的阶段，如果在此阶段失治、误治，则邪气可迅速内传营血而致变证丛生。所以把好气分关对提高疗效、改善预后至关重要。同时需注意的是疫毒暑湿相合为患，病势多缠绵难解。正如叶天士所言"湿不祛则热不除"，凡挟有湿邪者，必须重视祛湿。因此，治疗上早期宜采用宣肺透邪、解毒凉血、健脾化湿之法以透邪外出，截断病势，兼以扶助正气，预护其虚。此外，患者有热盛伤阴的表现，治疗时还应注意化湿而不伤阴，滋阴而不碍湿。

王宪波教授病例点评

　　该患者为 2020 年北京市新发地市场新型冠状病毒感染暴发疫情的关联病例，经中国疾病预防控制中心病毒基因测序，判断此次疫情流行毒株来源为欧洲输入，为新型冠状病毒 L 基因型欧洲家系分支Ⅰ。患者新型冠状病毒感染普通型诊断明确。中医诊断为疫病（疫毒郁肺困脾），经西医对症、支持治疗及中医辨证施治，1 周后患者体温正常，咳嗽、乏力好转，味觉、嗅觉及食欲逐渐恢复。2 周后复查血常规恢复正常，肺内病变好转。该病例的突出特点体现在以下两个方面：①西医治疗手段上仅采取了对症、支持的一般治疗，未使用任何抗病毒药物及免疫治疗，并且在入院后第一时间即应用了中药治疗，迅速、有效地缓解了发热、呼吸道、消化道等全身不适症状。②患者肺部病变范围广，双肺可见散在多发斑片实变影及团片状磨玻璃密度影，入院后 1 周内监测指氧饱和度下降，复查炎症指标较前升高，胸部 CT 显示肺内病变增大、增多，有重症倾向。在中西医结合治疗下成功阻断了病情进展，加快了肺部炎症吸收，避免了危重症的发生。

　　中医认为，新型冠状病毒感染属于疫病范畴。病因为感受"疫戾"之气，疫毒之气兼挟六淫时，邪常侵袭人体，合而发病。其病机特点为湿、热、毒、瘀、虚，核心病机为疫毒犯（闭）肺。病位在肺，涉及脾胃，延及心肾。

　　基于对本病核心病机为疫毒犯（闭）肺的认识，治疗上主张采用宣肺透邪、解毒凉血之法，在病情早期阶段使疫毒从卫分、气分而解，"先证而治"防传变，重症阶段"截断扭转"阻闭脱，自拟核心处方银丹解毒方。该方由麻杏石甘汤、清瘟败毒饮和葶苈大枣泻肺汤等经典名方加减化裁而成。方中麻黄辛温，可宣肺平喘，解表散邪。石膏辛甘大寒，清热生津，解肌透邪。两药配伍一温一寒相制为用，宣肺而不助热，清肺而不留邪。黄芩泻肺火，清上焦湿热。金银花既能疏散风热，清热解毒，又可避秽化浊。葶苈子泻肺中痰火，配伍桑白皮共奏下气平喘、利水消肿之功。生地、牡丹皮则凉血解毒，养阴化瘀，佐以玄参以清血热。升麻解毒透邪外出。炒白术健脾燥湿，用以培土生金，扶正祛邪。诸药合用，既清气分之火，又凉血分之热，兼能顾护脾胃之气。同时，可根据患者临床表现的不同随症加减，汗出恶风者，加荆芥、防风疏风解表；胸闷脘痞、食少纳呆者，加陈皮、瓜蒌理气调中、宽胸散结；鼻塞、嗅觉味觉减退可加白芷、冰片、路路通芳香开窍，祛湿通络。

现代药理学研究发现，麻杏石甘汤可通过提高机体的免疫功能、调节细胞因子的表达和分泌减轻肺部炎症，改善流感病毒性肺炎小鼠的一般状况。研究显示金银花等中药通过阻断新型冠状病毒的S蛋白与人体ACE2结合，发挥治疗新型冠状病毒感染的作用。黄芩通过阻断ACE2阻止新型冠状病毒进入细胞，此外，它还可以通过影响白介素-6、白介素-10、干扰素-γ、肿瘤坏死因子和C反应蛋白的水平来抑制细胞因子风暴。白术含有黄酮、苯醌和多糖等多种化学成分，具有抗感染、调节免疫、保护胃肠黏膜等多重作用。

【参考文献】

1. 国家卫生健康委员会，国家中医药管理局.关于印发新型冠状病毒感染诊疗方案（试行第七版）的通知：国卫办医函〔2020〕184号.（2020-03-03）[2022-05-20].

2. 李玲，吴佳敏，欧阳建军，等.抗流感病毒性肺炎的有效中药复方筛选及机制研

究 . 中国免疫学杂志，2018，34（8）：1168-1173.

3. 牛明，王睿林，王仲霞，等 . 基于临床经验和分子对接技术的抗新型冠状病毒中医组方快速筛选模式及应用 . 中国中药杂志，2020，45（6）：1213-1218.

4. KONG Q，WU Y，GU Y，et al. Analysis of the molecular mechanism of Pudilan（PDL）treatment for COVID-19 by network pharmacology tools. Biomed Pharmacother，2020，128：110316.

5. 杨颖，魏梦昕，伍耀业，等 . 白术多糖提取分离、化学组成和药理作用的研究进展 . 中草药，2021，52（2）：578-584.

（任婕　周桂琴　整理）

病例 28
宣肺化痰、解毒通腑治疗
新型冠状病毒感染重型

病历摘要

【基本信息】

患者，男性，33岁，主因"发热10余天"急诊入院。

现病史：患者入院10天前无诱因出现发热，体温38.3 ℃，伴头痛，关节肌肉疼痛，咳嗽、咳痰，无腹泻、腹痛和腹胀，就诊于北京某医院，随后发热、咳嗽、咳痰、乏力较前加重，痰中带血，为暗红色，未吸氧状态下血氧饱和度可降至90%，咽拭子初筛新型冠状病毒核酸阳性，确诊为新型冠状病毒感染，急诊以"新型冠状病毒感染重型"收入院。入院当天体温升至39.8 ℃，呼吸最快28次/分。入院症见：发热，咽部不适，干咳为主，痰少，不易咳出，胸闷，气短，动则气喘，恶心欲吐，食欲较差，进食较正常时减少 1/3，腹胀，大便少而干，两日 1 次，情绪急躁。

流行病学史：患者岳母为发热患者。

【体格检查】

体温 38.6℃，脉搏 83 次 / 分，呼吸 24 次 / 分，血压 135/78 mmHg。吸氧 6 L/min 时指氧饱和度 97%。神志清楚，痛苦面容，腹软，无压痛及反跳痛，双下肢不肿。舌质淡暗，苔黄薄腻，脉弦。

【辅助检查】

血常规：WBC 5.02×10^9/L，LY 0.47×10^9/L，PLT 150.00×10^9/L，HGB 145.00 g/L。血气分析（吸氧 6 L/min）：pH 7.44，PO_2 21.34 kPa，PCO_2 4.68 kPa，SO_2 99.30%，氧合指数 355 mmHg（轻度下降）。SAA 356.4 mg/L。CRP 96.98 mg/L。肝功能：ALT 25.2 U/L，AST 28.4 U/L，ALB 36.9 g/L。肺部 CT（间隔 1 天）：双肺片状磨玻璃影较前增多增大、多肺叶受累，影像面积 24 小时进展超过 50%。病原学检测结果：北京市疾病预防控制中心查新型冠状病毒特异性抗体阳性，痰液新型冠状病毒核酸阳性。

入院第 4 天复查血气分析（鼻导管吸氧 3 L/min）：pH 7.399，PO_2 11.70 kPa，PCO_2 5.21 kPa，SO_2 96.80%，氧合指数 266 mmHg。入院第 7 天复查肝功能：ALT 86.6 U/L，AST 48.3 U/L，ALB 36.8 g/L。

【诊断及诊断依据】

西医诊断：新型冠状病毒感染重型、肝损伤。

诊断依据：有可疑发热患者接触史，本例患者有发热，头痛，关节肌肉疼痛，咳嗽、咳痰，痰中带血，胸闷气短表现，血常规提示 LY 显著下降，SAA 和 CRP 明显升高，血气分析提示氧合指数 < 300 mmHg，胸部 CT 提示双肺片状磨玻璃影较前增多增大、多肺叶受累，影像面积 24 小时进展超过 50%。加之新型冠状病毒特异性抗

体阳性，痰液新型冠状病毒核酸阳性，符合新型冠状病毒感染重型诊断，病程中 ALT 升高＞ 2ULN，提示存在新型冠状病毒感染合并肝损伤。

中医诊断：湿毒疫（疫毒闭肺）。

中医辨证分析：湿毒疫邪从口鼻而入，闭郁肺气，痰湿阻络，则咳嗽、咳痰、喘促胸闷，甚至呼吸困难。手太阴肺经起于中焦，与足阳明胃经以络脉相连，又与手阳明大肠经相表里，因此新型冠状病毒感染患者可伴随呕恶、大便稀溏或便秘等兼症。肺为脾之子，肺脏受邪，子盗母气，影响脾胃运化功能，这与新型冠状病毒感染部分患者出现纳呆食少、恶心、呕吐、腹泻等胃肠道症状相符合。

【治疗经过】

1. 西医治疗

持续心电监护，以支持治疗为主，鼻导管吸氧，同时嘱患者多卧床，少活动。维持生命体征稳定，维持水电解质平衡。雾化吸入干扰素 500 万单位，每日 2 次；口服洛匹那韦利托那韦抗病毒，1 周后因肝功能异常停用洛匹那韦利托那韦。

2. 中医治疗

治法：宣肺透邪，凉血解毒，化痰通腑。

方药：炙麻黄 6 g，石膏 20 g，桑白皮 15 g，黄芩 15 g，瓜蒌 15 g，葶苈子 15 g，双花 15 g，玄参 15 g，丹皮 15 g，生地 15 g，白术 15 g，升麻 15 g，冬凌草 10 g，佛手 12 g。7 剂，每日 1 剂，水煎 300 mL，每次 150 mL，每日 2 次。

入院第 2 天患者最高体温 38.8 ℃，第 3 天最高体温 38.1 ℃，咳嗽明显，静息状态下憋气有所减轻，言语交流过程中呼吸频率加快，呼吸频率 18 ～ 34 次 / 分，持续鼻导管吸氧 5 L/min，指氧饱和度

95%。第 4 天体温下降至 37.1 ℃，症状有好转趋势，仍有咳嗽，少量痰，痰中带血丝，憋气改善，恶心减轻，食欲欠佳，大便较前增多且通畅，舌质淡红，舌苔黄腻。SAA 366.2 mg/L，血常规：WBC 3.42×10^9/L，NE 1.94×10^9/L。入院第 6 天体温正常，咳嗽仍较明显，少量痰，持续鼻导管吸氧 2 L/min，心电监护示心率 63 次 / 分，呼吸 20 次 / 分，指尖氧饱和度 98%。入院后 1 周因肝功能异常，停用洛匹那韦利托那韦。

入院第 8 天患者胸闷明显好转，休息时已无气短，病房内短暂活动仍有憋气，咽干，口干，咳嗽减轻，晨起较明显，痰少，色白，易咳，痰中有血丝，纳差，进食较入院时增加，大便通畅，每日 1 ～ 2 次，基本成形，情绪好转，睡眠欠佳，易醒多梦，舌边红，舌苔薄黄腻，脉弦。指氧饱和度 96%。中药在上方基础上加北沙参 15 g、麦冬 15 g、百合 15 g 益气养阴，酸枣仁 30 g 宁心安神。

入院半个月后咳嗽减轻，仍有少量痰，痰中有血丝，胸闷憋气不明显，食欲不振，进食恢复，大便畅，乏力，睡眠好转，舌尖红，舌边有齿痕，舌苔薄黄，脉弦。治法调整为宣肺解毒，清热凉血，健脾化痰。方药：双花 15 g，桑叶 10 g，黄芩 15 g，瓜蒌 15 g，浙贝母 10 g，玄参 15 g，丹皮 15 g，生地 10 g，白茅根 30 g，党参 15 g，白术 10 g，升麻 15 g。

入院 3 周后偶有咳嗽，痰量及痰中血丝均减少，无胸闷，食欲好，大便畅，舌边齿痕，舌苔根部薄黄，脉弦。上方去瓜蒌、浙贝母、党参，加北沙参 15 g、麦冬 15 g 养阴清肺。

入院 1 个月后咳嗽憋气消失，食欲佳，大便畅，肝功能正常，胸部 CT 较入院时病变吸收，连续复查两次痰及鼻拭子核酸阴性，符合出院标准。

【随访】

患者出院 2 周、4 周来院复查，痰及鼻拭子新型冠状病毒核酸均为阴性，出院 1 个月后复查胸部 CT 示肺内炎症基本吸收。患者无明显不适症状，恢复良好。

病例分析

本例患者以发热、咳嗽、胸闷、气短为主要表现，外周血淋巴细胞计数低于 0.5×10^9/L，氧合指数 < 300 mmHg，胸部 CT 示双肺磨玻璃影进展迅速，诊断新型冠状病毒感染重型明确，时值新型冠状病毒感染初起，缺乏针对新型冠状病毒的特异性药物。初期使用的洛匹那韦利托那韦在出现肝损伤后停用了，治疗以氧疗、对症和中医药为主，取得了良好的效果。入院时患者高热，咳嗽，痰少，胸闷，气短，动则加重，恶心纳呆，腹胀，大便干少，舌暗红，苔黄薄腻，脉弦。中医辨证为疫毒闭肺，腑气不通，肺失宣降，以我院协定处方银丹解毒方加减，在宣肺透邪、凉血解毒基础上，加强化痰通腑，以炙麻黄、生石膏、双花、黄芩、冬凌草宣肺解毒，生地、丹皮、升麻、玄参清热凉血，瓜蒌、葶苈子化痰通腑，白术顾护脾胃，佛手疏肝理气。2 剂后患者排出宿便，同时体温下降，喘憋减轻，恶心腹胀均减轻。此后出现咽干口干，痰中血丝，考虑与邪毒郁而化热，灼伤血络有关，加用百合、沙参、麦冬、白茅根清热养阴。症状好转后，胸部 CT 仍有较多渗出和炎症，乏力较明显，治法调整为宣肺解毒、理气化痰、益气养阴，患者诸症消失，肺部炎症吸收，痊愈出院。

江宇泳教授病例点评

新型冠状病毒感染潜伏期达 1 ~ 14 天，发病 1 ~ 2 周后病情仍可进展，常常需要 3 周以上肺部炎症方可完全吸收，部分患者遗留肺纤维化，均与中医湿邪致病特点相符。病位在肺，涉及脾胃与大肠等脏腑。重症新型冠状病毒感染的舌象多见舌质紫暗，舌苔厚腻，肺部病理损伤为弥漫性肺泡损伤和肺透明膜形成，可见在新型冠状病毒感染的进展过程中，疫邪闭肺、痰湿阻络是非常关键的病机。新型冠状病毒感染患者出现腑气不通者常常标志着肠功能受损，现代医学认为肠道可以成为"多器官功能障碍综合征的发动机"，肠功能障碍以腹胀、腹痛、腹泻或便秘或不能耐受食物，肛门排便、排气停止或减少，肠鸣音减弱或消失以及消化道出血等为主要表现，导致肠腔内细菌过度生长、机体免疫防御机制受损，以及肠黏膜屏障的损伤，诱发细菌和内毒素移位，从而促进全身炎症反应综合征、多器官功能障碍综合征的发生。因此在宣肺透邪、凉血解毒贯穿治疗始终的同时，我们也非常重视健脾化痰、通腑泻肺。本例患者服用化痰通腑中药 2 剂后宿便排出，腑气一通，毒邪有出路，肺气得降，肝气得疏，胃气和降，诸证皆缓。

【参考文献】

1. GE L，ZHU H，WANG Q，et al. Integrating Chinese and western medicine for COVID-19：a living evidence-based guideline（version 1）. J Evid Based Med，2021，14（4）：313-332.

2. 孟宪泽，万旭英，李军昌，等 . 新型冠状病毒感染患者中医证候 756 例分析 . 第二军医大学学报，2020，41（4）：395-399.

3. XU Z，SHI L，WANG Y, et al. Pathological findings of COVID-19 associated with acute respiratory distress syndrome. Lancet Respir Med，2020，8（4）：420-422.

（于浩　江宇泳　整理）

病例 29
宣肺化湿法联合安宫牛黄丸
治疗新型冠状病毒感染重型

病历摘要

【基本信息】

患者，男性，57岁，主因"咳嗽、头痛1天，发现新型冠状病毒核酸阳性1小时"入院。

现病史：患者2021年10月15日由甘肃到达北京站。2021年10月17日晚患者偶有咳嗽、咳白痰、头痛等不适，无发热、乏力、畏寒、寒战，无咽干，无鼻塞、流涕，无味觉、嗅觉下降，无腹痛、腹泻等症状。2021年10月18日在丰台街道社区核酸检测结果为阳性。为进一步隔离诊治经120急救车送往我院。刻下症见患者神志清楚，精神可，体温正常，食欲食量正常，夜间睡眠可，近期体重无明显变化。

流行病学史：患者为确诊病例密接者，返京所乘列车中有确诊患者，于当地街道核酸检测结果为阳性（伯杰：N 27.56，ORF1ab 26.81，硕世：N 24.18，ORF1ab 26.67）。在甘肃接种两剂新型冠状病毒疫苗，第一剂接种时间为 2021 年 8 月 5 日，第二剂接种时间为 2021 年 8 月 31 日。

既往史：糖尿病病史 10 余年，长期服用达格列净（10 mg/次，1 次/日）、阿卡波糖（50 mg/次，2 次/日），血糖控制可。高血压病史 10 年余，长期服用美托洛尔缓释片（23.5 mg/次，1 次/日）、缬沙坦胶囊（80 mg/次，1 次/日），血压控制可。阵发性心房纤颤病史，未抗凝治疗。对青霉素过敏。20 年前因左侧颈动脉狭窄行左侧颈动脉支架置入术，效果欠佳。平素健康状况良好，否认冠心病病史，否认其他传染病病史，否认食物过敏史，否认外伤史。

个人史及婚育史：久居本地，吸烟 18 余年，20 支/日，已戒烟 30 余年，否认饮酒史。已婚，已育。

【体格检查】

体温 37.4 ℃，脉搏 84 次/分，呼吸 20 次/分，血压 160/98 mmHg，身高 174 cm，体重 75 kg。患者发育正常，营养良好，体型适中，神志清楚，精神正常，正常面容。全身皮肤及黏膜无黄染，肝掌阴性，蜘蛛痣阴性，无皮疹，无瘀点、瘀斑及皮下出血，无水肿，全身浅表淋巴结未见异常肿大。双侧巩膜无黄染，睑结膜无苍白、出血，颈静脉未见充盈，肝颈静脉反流征阴性。心肺查体未见阳性体征。腹部平坦，未见胃型、肠型及蠕动波，腹部柔软，无液波震颤，振水音阴性，无压痛，肋下未触及肝脏、脾脏。移动性浊音阴性，腹部未触及包块，麦氏点无压痛，腹部叩诊鼓音，肝区叩痛阴性，肠鸣音 4～5 次/分。脊柱、四肢及神经系统：双下肢无水肿，四肢肌力、肌张力正常，双侧生理反射存在，病理反射未引出，扑翼样震颤阴性。舌苔厚腻微黄，脉弦。

【辅助检查】

病毒学指标：2021 年 10 月 23 日丰台疾控中心核酸检测结果为阳性（伯杰：*ORF1ab* 27.56，*N* 26.81）。2021 年 10 月 19 日我院（痰）达安试剂 *ORF1ab* 基因 Ct 值 27，*N* 基因 Ct 值 25.6；（鼻）达安试剂 *ORF1ab* 基因 Ct 值 15.9，*N* 基因 Ct 值 16.2；（口）达安试剂 *ORF1ab* 基因 Ct 值 23.8，*N* 基因 Ct 值 19。2021 年 11 月 6 日鼻咽拭子阴性。2021 年 10 月 19 日 IgM 1.21 S/CO，IgG 8.37 S/CO。2021 年 11 月 1 日 IgM 68.54 S/CO，IgG 538.85 S/CO。

下肢血管超声：左侧腓肠肌肌间静脉血栓。

【诊断及诊断依据】

西医诊断：新型冠状病毒感染 重型、ARDS（中度）、高血压 2 级（很高危）、2 型糖尿病、阵发性心房纤颤、左侧颈内动脉支架置入术后、右小腿肌间静脉血栓。

诊断依据：患者有明确新型冠状病毒流行病学接触史，随后出现呼吸道症状，胸闷气短，血常规示 LY 显著下降，SAA 和 CRP 明显升高，血气分析提示氧合指数＜ 300 mmHg，胸部 CT 提示双肺片状磨玻璃影较前增多增大，影像面积 24 小时进展超过 50%（图 29-1A、图 29-1B）、新型冠状病毒特异性抗体阳性，痰液新型冠状病毒核酸阳性。符合新型冠状病毒感染重型诊断。

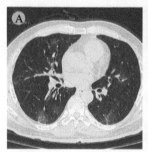 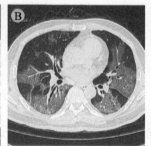 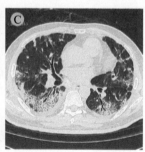

A. 2021年10月23日：双肺磨玻璃渗出病变，符合病毒性肺炎症；B. 2021年10月27日：双肺磨玻璃渗出病变，符合病毒性肺炎症，较前病灶增大，实性成分增多；C. 2021年11月10日：两肺病毒性肺炎复查，病变略吸收，双侧胸腔积液、叶间积液略减少。

图 29-1 肺部 CT 变化

中医诊断：湿毒疫（疫毒闭肺）。

诊断依据：中医认为该病病因为"湿毒疫疠之气"。"湿"是特征，"毒"是根本。湿毒疫邪从口鼻而入，闭郁肺气，痰湿阻络，则咳嗽咳痰、喘促胸闷，甚至呼吸困难。病情早期"湿毒困脾郁肺"，患者既可能出现咳嗽、咽痛等呼吸道症状，也可见便溏、大便黏滞不爽、胸脘痞满、纳呆、呕吐、泄泻等消化道症状。久病入络，病情发展到重型危重型，形成络脉阻滞的状态。阻滞进一步郁而化热，加重毒热，伤津耗气，气虚不固，津液外渗，毒热灼津为痰，病情进一步错杂进展。临床上此类患者症状可见咳喘有痰，痰液极其黏滞，难以排出及治疗。

【治疗经过】

1. 西医治疗

①呼吸方面：经鼻导管高流量氧疗 12 天，间断俯卧位通气，乙酰半胱氨酸雾化，氨溴索化痰；②美托洛尔控制心室率、低分子量肝素抗凝、阿托伐他汀降脂稳定斑块；③皮下注射胰岛素强化降糖；④低分子量肝素 5000 IU，1 次 /12 小时，治疗右下肢肌间静脉血栓。各项指标变化如表 29-1、表 29-2 所示。

表 29-1　感染指标变化

项目	日期														
	10月19日	10月24日	10月27日	10月29日	10月30日	10月31日	11月1日	11月2日	11月3日	11月4日	11月5日	11月7日	11月8日	11月11日	11月16日
WBC（X10^9/L）				7.71	10.05	9.29	7.94	6.83	7.87	6.52	5.69	6.25	5.09	3.67	4.34
NE%				81	82	79	81	78.3	76.4	74	73	65	62	43.9	48.6
LY（X10^9/L）				0.85	0.99	1.13	0.77	0.67	0.94	0.88	0.79	1.26	1.31	1.59	2.11
CRP（mg/L）				77	79	36	16				15			1.2	
PCT（ng/mL）				0.17	0.11	0.06	0.11	0.21			0.05	0.05		0.05	
地塞米松 5 mg	D1	D2	D3	D4	D5										

表 29-2　呼吸方面变化

项目	日期											
	10月29日	10月30日	10月31日	11月1日	11月2日	11月3日	11月4日	11月5日	11月6日	11月7日	11月8日	11月12日
氧疗方式	HFNC	HFNC	HFNC	HFNC	HFNC	HFNC	HFNC	HFNC	HFNC	HFNC/鼻导管	鼻导管	鼻导管
FiO$_2$	0.5	0.5	0.45	0.5	0.5	0.45	0.45	0.45	0.4	0.4/0.3	0.33	0.2
流速（L/min）	45	45	45	45	45	45	45	45	40	40		
PP（cmH$_2$O）		16	12	8	10	10	10	8 ~ 10	8	8		
pH	7.495	7.523	7.506	7.517	7.516	7.510	7.487	7.512			7.494	7.482
PaCO$_2$（mmHg）	32.9	34.2	35.9	33.1	34	32.1	34.5	34			37.7	40
PaO$_2$（mmHg）	80	86	86	125	86	84	80	96			87	79
BE（mmol/L）	3	5	5	4	5		3	4			5	6
P/F（mmHg）（仰卧）	160	172	215	250	172		177	213	210	205	306	273
SpO$_2$（mmHg）（仰卧）						92~95	96~97	96~98	96~99	96~99	97~99	98~100
P/F（mmHg）（俯卧）						168						
SpO$_2$（%）（俯卧）						94~99	98~99	98~100	98~100	98~100	98~100	98~100
SpO$_2$（%）（活动）						96~98	95~97	95~97	93~97	95~98	93~97	97~99
SpO$_2$（%）（停吸氧）										92~93	93~94	98

2. 中医治疗

一诊（2021 年 11 月 2 日）：患者神志清楚，精神尚可，纳差，咳嗽，轻度气促，少量白色黏痰，体温正常，口干口苦，大便 1 次。舌脉：舌质淡，苔黄腻，脉弦滑。辨证：疫毒闭肺证。

治法：宣肺化湿，芳香化浊。

方药：炙麻黄 10 g，苦杏仁 15 g，生薏米 30 g，僵蚕 15 g，苍术 15 g，焦槟榔 15 g，厚朴 30 g，半夏 15 g，青蒿 25 g，瓜蒌 30 g，虎杖 25 g，黄芩 15 g，甘草 10 g。3 剂，水煎服，日 1 剂，分早晚 2 次服用。

二诊（2021 年 11 月 5 日）：患者神志清楚，精神尚可，能下地活动，活动后轻度憋气，乏力，食欲好转，进食后腹胀明显，无大便。舌脉：舌质淡，苔黄腻，脉弦滑。辨证：疫毒闭肺证。

治法：健脾化湿，芳香化浊。

方药：苍术 30 g，生薏米 30 g，炒白术 15 g，茯苓 30 g，炒槟榔 15 g，厚朴 15 g，陈皮 10 g，枳实 15 g，青蒿 15 g，瓜蒌 30 g，虎杖 15 g，生黄芪 30 g，大黄 10 g。安宫牛黄丸 1 丸 qd。3 剂，水煎服，日 1 剂，分早晚 2 次服用。

三诊（2021 年 11 月 8 日）：患者神志清楚，精神尚可，能下床活动，活动后轻度憋气，偶有咳嗽，少量白痰，食欲差，腹胀稍缓解，黄色软便 1 次。舌脉：舌质淡，苔黄厚腻，中根部略燥，脉弦滑。辨证：疫毒闭肺证。

治法：宣肺化湿，芳香化浊。

方药：苍术 30 g，生薏米 30 g，炒白术 15 g，茯苓 30 g，炒槟榔 15 g，厚朴 15 g，陈皮 10 g，枳实 15 g，青蒿 15 g，瓜蒌 30 g，虎杖 15 g，生黄芪 30 g。4 剂，水煎服，日 1 剂，分早晚 2 次服用。

四诊（2021 年 11 月 12 日）：患者神志清楚，精神尚可，体温正

笔记

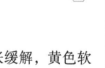

常，能下床活动，气短，少量白痰，食欲好转，腹胀缓解，黄色软便 1 次。舌脉：舌质淡，边有齿痕，苔黄腻，脉弦滑。辨证：疫毒闭肺兼肺脾气虚证。肺部 CT 显示病变略吸收（图 29-1C）。

治法：健脾益气，芳香化浊。

方药：苍术 30 g，生薏米 30 g，炒白术 15 g，茯苓 30 g，炒槟榔 15 g，厚朴 15 g，陈皮 10 g，枳实 15 g，青蒿 15 g，瓜蒌 30 g，人参 10 g，生黄芪 30 g，炙麻黄 6 g，蚕砂 10 g，车前子 30 g，赤芍 15 g，马鞭草 30 g，萆薢 15 g，藿香 10 g，佩兰 10 g。4 剂，水煎服，日 1 剂，分早晚 2 次服用。

五诊：患者较前无明显变化，继续同方巩固治疗。

【随访】

2021 年 11 月 13 日患者转出 ICU，2021 年 11 月 25 日出院。出院后 2 周来院复查，新型冠状病毒鼻拭子核酸阴性；出院 4 周来院复查，胸部 CT 示双肺炎症较前明显吸收。

病例分析

本例患者以发热、咳嗽、胸闷、气短为主要表现，氧合指数＜300 mmHg，胸部 CT 示双肺磨玻璃影进展迅速，诊断新型冠状病毒感染重型明确，西医治疗以氧疗、生命支持、对症为主，加用中药汤剂及安宫牛黄丸，及时地阻截病势，从而使患者避免气管插管，病情逐渐平稳。从中医角度分析，此患者平素喜食肥甘厚味，为痰湿体质，此次感受外来湿毒疫气，毒迅速入里化热，热盛炼体内津液为痰，湿毒热痰郁阻成瘀，痰瘀阻滞而后闭，厥脱之变而为重症。此患者病情进展迅速，发病 1 周出现喘憋症状，病情进展至重型。

治疗初期以宣肺化湿、芳香化浊为治则，以麻杏薏甘汤加减治疗为主。病情很快进展至内闭外脱证，表现为胸闷、喘息、乏力、苔黄腻，此阶段为湿毒化热，毒损肺络，转化为重症，予以清热解毒、益气固脱、化浊开窍之法。恢复期以脾肺气虚为主，此病病位主要在肺，但是脾为肺之母，采用培土生金法，补肺必先补脾，所以脾肺气虚重点是补脾然后益肺气。另外此患者在治疗过程中，及时应用温病的凉开三宝之《温病条辨》中的安宫牛黄丸。《温病条辨》载："此芳香化秽浊而利诸窍，咸寒保肾水而安心体，苦寒通火腑而泻心用之方也。"重型危重型患者用之清高热，解毒，醒神开窍。同时，安宫牛黄丸是清热解毒第一方，具有一定化痰开窍作用，用于痰黏质稠的痰热相搏证型中，对阻断疾病进展具有一定意义。

江宇泳教授病例点评

现代医学根据新型冠状病毒感染发病的临床特征，认为其中医病因为"湿毒疫疠之气"。"湿"是特征，"毒"是根本。湿性黏腻重浊，不易祛除，以患者治疗周期长、病情缠绵等为特征。"毒"为本病根本，"毒"是独立于六淫的特殊致病因素。吴又可有言："然伤于寒者，不过风寒，乃天地之正气，尚嫌其填实而不可补。今感疫气者，乃天地之毒气。"临证发现，因时因地因人的不同，"湿毒"亦有夹"风、寒、湿、热"等四时之气，有热化、寒化、燥化之不同。湿为阴邪，毒之属性可阴可阳，湿毒相加，若毒发为阴邪，则两阴相加易治，若毒发为阳邪，则阴阳之邪相加难疗。此次疫毒易热化，湿热毒邪合而为病，病情多变缠绵，增加了临床治疗难度。

新型冠状病毒感染重型临床诊治中概括其发生主要有 3 种情况：

一是少数发为重型危重型，表现为发病即为重症，这类患者病程短，多在 5 天以内，突然出现高热、呼吸困难，咳嗽、喘憋进行性加重，这类患者常病情较重，治疗困难。二是轻型、普通型转变而来，这类患者病程多为 7 ～ 10 天。三为未及时有效治疗转为逆证、坏证。新型冠状病毒感染为新发烈性传染病，各期症状不典型，疫情发生早期，对该病未有充分的了解，临床缺乏确切有效的针对性治疗药物及治疗方案，没有及时识别、干预，或经失治、误治进而转变为逆证、坏证。重型的发生，增加了疾病的治疗难度。

重型危重型患者病情复杂多变，此次临证采用"救逆之法"与"截断之术"相结合的治疗原则。救逆即救津液。古人亦有"留得一分津液，便有一分生机"的观点。截断之术早在《伤寒论》就有所论述，即先其时而治之，结合病机的发展特点，早期正确的辨证使用透表散邪、宣降肺气、升降脾胃、通腑泻浊、化湿祛邪、化浊避秽等方法来阻断疾病进展。面对重型危重型"此一日之间有三变"的复杂病情，更需及时观察患者变化，及时调整治疗方案，"数日之法，一日行之"。

温病的凉开三宝《温病条辨》的安宫牛黄丸、《外台秘要》的紫雪丹、《和剂局方》的至宝丹具有良好的清热、开闭、醒神功效。此次疫情中，危重症患者多出现高热不退、烦躁、神昏、谵语的症状，治疗方法以醒神开窍为主，凉开三宝中尤以安宫牛黄丸的使用为佳。

【参考文献】

1. 吴有性 . 瘟疫论 . 北京：人民卫生出版社，2007：12.

2. 刘清泉，夏文广，安长青，等 . 中西医结合治疗新型冠状病毒感染作用的思考 .

中医杂志，2020，61（6）：463-464.

3. 项琼，莫郑波，宋恩峰.新型冠状病毒感染中医理论与临床探讨.医药导报，2020，39（3）：1-16.

4. 苗青，丛晓东，王冰，等.新型冠状病毒感染的中医认识与思考.中医杂志，2020，61（4）：286-288.

5. 杨华升，李丽，勾春燕，等.北京地区新型冠状病毒感染中医证候及病机特点初探.北京中医药，2020，39（2）：115-118.

6. 张淑文，曲文龙，常莹，等.刘清泉教授中西医结合治疗新型冠状病毒感染重型及危重型的临床经验.中国中医急症，2021，30（12）：2209-2213.

（侯艺鑫　江宇泳　整理）

病例 30
中西医结合救治北京市首例
新型冠状病毒感染重型

病历摘要

【基本信息】

患者，女性，64岁，主因"咳嗽14天，加重伴呼吸困难3天"入院。

现病史：患者14天前（2020年1月6日）无明显诱因出现咳嗽，干咳无痰，无发热，无咽痛，无胸闷、气促、喘憋。自行服用阿莫西林后自觉症状有所缓解。于2020年1月12日来京探亲，自觉咳嗽加重，咳白色泡沫样痰，并且出现乏力、咽痛、肌肉酸痛，无发热、畏寒、寒战，无胸闷、气促、喘憋等症状。2020年1月15日前往其他医院就诊，测体温37.3 ℃，血常规示白细胞 4.62×10^9/L、中性粒细胞比例57.8%，C反应蛋白23.17 mg/L，甲型、乙型流感病毒抗原检测阴性，胸片提示右中肺斑片影，诊断为"肺部感染"，予以左氧氟沙星抗感染治疗，治疗3天后患者出现呼吸困难，予以沙丁胺醇、普米克令舒雾化平喘治疗。患者自觉喘憋症状进一步加重，活动耐量明显降低，2020年1月19日（起病第14天）就诊于另外一家医院，诊断为新型冠状病毒感染疑似病例，北京市西城区疾病预防控制中心（centers for disease control and prevention，CDC）检测痰和咽拭子标本为新型冠状病毒核酸阳性，复核新型冠状病毒核酸仍为阳性，诊断为新型冠状病毒感染确诊病例，于2020年1月20日由120转运至我院，收入ICU。

流行病学史：患者入京前所居住小区同单元有新型冠状病毒感染确诊患者。

既往史：高血压病史10年，最高血压160/100 mmHg，口服硝苯地平控制血压，血压控制在120/80 mmHg左右。余无特殊。

个人史：否认吸烟史、饮酒史。

【体格检查】

体温37℃，脉搏96次/分，呼吸50次/分，血压115/65 mmHg。神志清楚，精神萎靡，急性面容，面色发绀，呼吸急促，平车推入病房。双肺叩诊呈清音，双肺呼吸音粗，双下肺可闻及爆裂音，右下肺可闻及湿啰音。心率96次/分，心律齐，各瓣膜听诊区未闻及病理性杂音。腹部平坦，质软，无压痛、反跳痛及肌紧张，腹水征阴性，脾肋下未触及。双下肢无水肿。四肢肌力、肌张力未见异常。舌红，苔薄黄，脉弦。

【辅助检查】

血常规：WBC 6.89×10^9/L，NE% 82.70%，NE 5.70×10^9/L，LY% 12.40%，LY 0.85×10^9/L，RBC 3.46×10^{12}/L，HGB 113.00 g/L，

PLT 228.00×10^9/L。血生化：Na^+ 140.00 mmol/L，Cl^- 100.00 mmol/L，K^+ 2.70 mmol/L，BUN 6.26 mmol/L，CREA 41.00 μmol/L，ALT 97.00 U/L，ALB 30.00 g/L，CK 122.00 U/L。凝血功能：PT 10.40 s，TT 21.30 s，APTT 38.10 s，Fb 438.00 mg/mL。肝炎、梅毒、艾滋检测均阴性。

入院给予储氧面罩吸氧 10 L/min，指氧饱和度 92%。血气分析（未吸氧）：pH 7.559，$PaCO_2$ 34 mmHg，PaO_2 36 mmHg，BE 9 mmol/L，HCO_3 31 mmol/L，SaO_2 77%，LAC 1.12 mmol/L。血气分析（储氧面罩吸氧 10 L/min）：pH 7.516，$PaCO_2$ 36 mmHg，PaO_2 69 mmHg，BE 7 mmol/L，HCO_3^- 29 mmol/L，SaO_2 95%，LAC 1.05 mmol/L。

【诊断及诊断依据】

西医诊断：新型冠状病毒感染重型、急性呼吸衰竭（Ⅰ型呼吸衰竭）、中度急性呼吸窘迫综合征（acute respiratory distress syndrome，ARDS）、代谢性碱中毒、高血压 2 级（中危）。

西医诊断依据：患者为老年女性，急性起病，长期居住于武汉并于武汉发病，以咳嗽、喘憋为主要临床表现，胸片提示肺部斑片影，查体肺部可闻及爆裂音及湿啰音。新型冠状病毒核酸检测阳性，结合流行病学史，依据《新型冠状病毒感染肺炎诊疗方案（试行第六版）》诊断为新型冠状病毒感染重型。患者未吸氧状态下 PaO_2 36 mmHg，计算氧合指数为 176 mmHg，结合患者血气分析结果，考虑诊断为急性呼吸衰竭（Ⅰ型呼吸衰竭）、中度急性呼吸窘迫综合征、代谢性碱中毒。根据患者既往病史，诊断为高血压 2 级（中危）。

中医诊断：疫病（疫毒闭肺）。

中医辨证分析：患者为老年女性，感受疫毒之邪，疫毒之邪郁肺，故见咳嗽，发热、咽痛。疫毒炽盛，邪盛正虚，气机阻闭，肺气不张，故见喘促难已，面唇发绀。结合患者舌脉，四诊合参，辨证为疫病，疫毒闭肺证，病位在肺脾，病性为虚实夹杂，预后一般。

【治疗经过】

1. 西医治疗

①一般支持治疗：补液、营养支持；②呼吸支持：经鼻高流量吸氧（high-flow nasal cannula，HFNC）进行呼吸支持，流速 40 L/min，氧浓度（fraction of inspiration oxygen，FiO$_2$）70%；③控制感染：盐酸莫西沙星氯化钠注射液 0.4 g/d 静脉滴注，针对社区获得性病原菌抗感染；④未使用抗病毒药物和糖皮质激素。根据患者起病天数和入院天数确定的病程时间表见图 30-1。

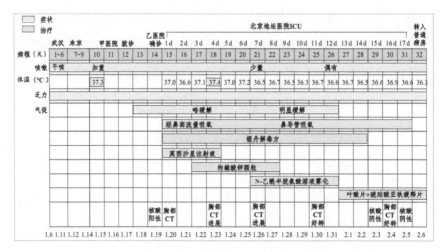

图 30-1　根据患者起病天数和入院天数确定的病程时间表
（2020.01.06—2020.02.06）

2. 中医治疗

治法：宣肺透邪，解毒凉血。

方药：银丹解毒方。麻黄 6 g，生石膏 30 g，桑白皮 15 g，黄芩 15 g，葶苈子 20 g，金银花 15 g，玄参 15 g，生地 15 g，白术 15 g，升麻 15 g，牡丹皮 15 g。水煎服，日 1 剂，分 2 次服。

综合治疗 7 天后，患者喘憋症状较前改善，但仍存在呼吸衰竭，胸部 CT 显示腹侧磨玻璃影范围缩小、背侧实变影范围扩大，两侧胸膜局部增厚。继续高流量吸氧支持治疗，氧流速 40 L/min，给氧浓度下调至 50%。继续口服银丹解毒方治疗，N- 乙酰半胱氨酸 3 mL 雾化抗感染、抗氧化、稀释痰液，硝苯地平缓释片 20 mg/d 口服降血压。入院第 9 天，患者呼吸困难症状较前明显缓解，少量咳嗽，无发热等不适，呼吸衰竭纠正，停止高流量吸氧，给予鼻导管吸氧（氧流量 5 L/min）。入院第 11 天复查肺部 CT 显示病变较前有所吸收。入院第 13 天，患者偶有咳嗽，无呼吸困难，食欲改善，鼻导管吸氧，氧流量降至 3 L/min，发现大细胞贫血史，加用叶酸、铁剂。2020 年 2 月 6 日患者偶有咳嗽，体温正常，鼻导管吸氧 3 L/min，监测指氧饱和度 100%，停止吸氧。复查胸部 CT 示双肺炎性反应较前显著吸收，连续 2 次复查咽拭子新型冠状病毒核酸检测阴性，转入普通病房继续治疗。胸部 CT 改善情况见图 30-2，血氧饱和度和炎性反应指标变化情况见图 30-3。

层面 1

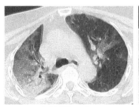 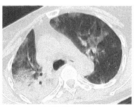 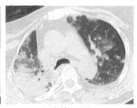

入院第 1 天　　　　　入院第 4 天　　　　　入院第 7 天

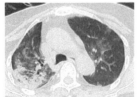 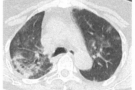

入院第 11 天　　　　　入院第 16 天

层面2

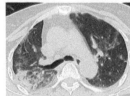
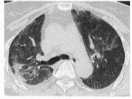

入院第1天 　　　　　入院第4天 　　　　　入院第7天

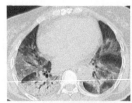
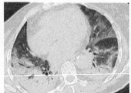

入院第11天 　　　　　入院第16天

层面3

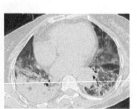

入院第1天 　　　　　入院第4天 　　　　　入院第7天

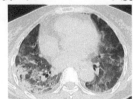
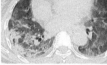
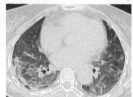

入院第11天 　　　　　入院第16天

图 30-2　ICU 治疗期间的胸部 CT

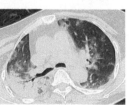

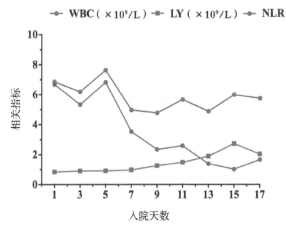

图 30-3　ICU 治疗期间指氧饱和度和炎性反应指标动态变化

经治疗患者喘憋、咳嗽症状好转，体温正常，氧合指数明显改善，炎症、血生化指标明显好转，转至普通病房，复查胸部 CT 示双肺炎症明显吸收，连续 2 次（间隔大于 24 小时）复查新型冠状病毒核酸检测阴性，病情好转出院。

【随访】

出院后第 2 周和第 4 周门诊随访，患者未诉明显不适，心肺腹查体未见明显异常，胸部 CT 明显好转，炎症、血生化、凝血指标恢复正常。

病例分析

该患者属于新型冠状病毒感染重型，收治 ICU 后及时给予经鼻高流量吸氧，密切监测血气，经验性短暂应用抗生素以及对症治疗，并且使用了中药治疗。在中医治疗方面，该患者入院时病情已进展为重症，毒及气血，疫毒闭肺，结合患者舌脉，笔者认为该患者救治贵在"急、快、准"，解毒凉血不言早，截断扭转当为急，解毒凉

笔记

221

血非常关键，温补之剂需慎重。据此，宗麻杏石甘汤、葶苈大枣泻肺汤和清瘟败毒饮加减化裁，自拟银丹解毒方，该方具有宣肺透邪、解毒凉血作用，以期发挥其"截断扭转"的作用。

严密的病情监测和呼吸支持，简单合理的对症治疗，结合辨证准确的中医药治疗，是本例重型新型冠状病毒感染患者救治成功的关键。银丹解毒颗粒是我院用于治疗新型冠状病毒的院内制剂（京药制备字 Z20200012000），源自清瘟败毒饮、麻杏石甘汤和葶苈大枣泻肺汤 3 个经典名方加减化裁，主要由金银花、丹皮、黄芩、生地、白术等 11 味药物组成，具有解毒凉血、宣肺透邪和健脾化湿等作用，我们通过 2 项前瞻性队列研究证实，银丹解毒颗粒能够促进新型冠状病毒感染患者肺部炎症吸收、缩短核酸转阴时间。进一步研究发现，该药物可抑制 NF-κB 的激活和 IκBα 的磷酸化，并通过抑制炎性细胞因子（IL-6、IL-1β 和 TNF-α）的产生，前馈性阻抑细胞因子风暴所形成的"瀑布效应"，进而发挥阻抑新型冠状病毒感染重症化发生和发展的作用。

王宪波教授病例点评

轻型、普通型新型冠状病毒感染表现为发热、咳嗽，肺部炎症尚属轻浅，病在卫分和气分。重型、危重型者则喘憋明显，甚至发绀、神昏，此时病势深重，波及营血，肺炎进展呈"大白肺"，甚至出现 ARDS、多脏器衰竭、脓毒症等内闭外脱阶段。重症新型冠状病毒感染病情复杂，属中医瘟疫的"变证、坏证、逆证"范畴，与"无问大小，病状相似"的轻型、普通型截然不同，其核心病机以疫毒为本，夹湿夹风夹燥，虽然亦存在卫、气、营、血这 4 个阶段的传变过程，但更常见的是出现逆传，有的患者卫分证未解，气分证已起，甚至卫分证未解则逆传入营分而见卫营同病。

从我们诊治的首例新型冠状病毒感染重症可窥见其传变特点，该患者于 2020 年 1 月 6 日（起病第 1 日）出现干咳，无痰，12 日出现咽痛、肌肉酸痛、咳嗽加重、乏力，15 日出现气促喘憋，动则加重，精神萎靡，面色发绀，1 月 20 日以新型冠状病毒感染重型、急性呼吸衰竭（Ⅰ型呼吸衰竭）、中度急性呼吸窘迫综合征和代谢性碱中毒收住院。该患者始见肺卫表现，未经明显气分阶段即快速进展至营血证。之后的大量临床观察也表明，重症患者往往早期病情并不凶险，但可突然加重，快速进展至多脏器功能衰竭状态，符合"温邪上受，首先犯肺，逆传心包"这一温病发病特点和传变规律。基于临证实践和研究，笔者认为在新型冠状病毒感染进展或发展为重型、危重型阶段，解毒凉血、通腑泻肺和健脾化湿是中医药防治新型冠状病毒感染的核心治则和切入点。

中医药在抗击新型冠状病毒感染疫情中发挥了重要作用，大量的临床观察表明，对于确诊患者及早应用中医药能改善症状、促进肺部炎症渗出吸收、阻抑疾病进展。对于重型、危重型患者采用中西医协同救治方案能明显降低病死率。今后应关注中医药临床研究的顶层设计，在高质量循证证据支持的基础上，构建中医药疗效精确评价路径，借助分子药理学、多组学数据整合分析和人工智能等多学科方法技术，进一步阐明中医药防治新型冠状病毒感染重症优势和作用机制。

【参考文献】

1. LIU J，JIANG Y，LIU Y，et al. Yindan jiedu granules，a traditional chinese medicinal formulation，as a potential treatment for coronavirus disease 2019. Front Pharmacol，2021，11：634266.

2. FENG Y，ZHU B，LIU Y，et al. Yindan jiedu granules exhibit anti-inflammatory effect in patients with novel coronavirus disease（COVID-19）by suppressingthe NF-κB signalingpathway. Phytomedicine，2022：153784.

3. 冯颖，王宪波，高方媛，等 . 新型冠状病毒感染重症病理生理机制及中医药防治切入点 . 北京中医药大学学报，2022，45（4）：382-386.

（高方媛　王晓静　整理）